がん研

肝．胆．膵．

外科

ビデオワークショップ

ことばと動画で魅せる
外科の基本・こだわりの手技

◇監修
齋浦明夫
がん研有明病院 消化器センター 肝胆膵外科 部長

◇編集
石沢武彰
がん研有明病院 消化器センター 肝胆膵外科

渡邉元己
がん研有明病院 消化器センター 肝胆膵外科

MEDICAL VIEW

本書では，厳密な指示・副作用・投薬スケジュール等について記載されていますが，これらは変更される可能性があります。本書で言及されている薬品については，製品に添付されている製造者による情報を十分にご参照ください。

Live video-workshop of HBP surgery at GANKEN Hospital
（ISBN978-4-7583-1533-3　C3047）

Chief Editor：Akio Saiura
　　Editors：Takeaki Ishizawa
　　　　　　Genki Watanabe

2018. 7. 20　1st ed

©MEDICAL VIEW, 2018
Printed and Bound in Japan

Medical View Co., Ltd.
2-30　Ichigayahonmuracho, Shinjyukuku, Tokyo, 162-0845, Japan
E-mail　ed ＠ medicalview.co.jp

がん研 肝胆膵外科ビデオワークショップ
ことばと動画で魅せる外科の基本・こだわりの手技

巻頭言

　昨今の医療技術の進化は目覚ましい。今世紀に入りヒトゲノムの解読が成され，いよいよゲノム医療や再生医療が本格的に日常診療を変えるのもすぐそこまで来ている雰囲気です。手術もそう。今世紀に入り腹腔鏡を代表とする低侵襲手術が本格的に導入され，高精細画像や3D画像などその進化には驚かされるばかりです。縫合器や止血デバイスなどの新兵器は初めて出合うときはいつも子どもがオモチャを買ってもらったときのようにワクワクします。もちろん，手技がより安全，確実，簡単にできるために必要なものであることは言うまでもありません。このようにますます進化が加速する手術技術ですが，その名のとおり手術を行うのは現在も外科医の手であり頭です。ロボット手術もAIが制御しない今のロボットにおいては外科医の指で操作を行う手術です。手術に必要なのは外科医の繊細かつ確実な技術であり，それを可能にするのは，組織の脆さ，柔らかさを感知できる手先の繊細な感覚，外科解剖を理解し目の前にある術野にその解剖を透見でき無駄なく合理的に手を動かしめる頭脳であることは古今東西まったく変わっていません。外科学は科学と技術2つの要素がありますが，私は技術の上に立つ科学だと思います。若手外科医にとって，外科学の科学の部分と手術の新規技術は学会で大きく取り上げられ議論され興味をそそる部分でもあるので自然に身に付いているのですが，最も根幹を支える古典的な外科手技は意外と盲点になりやすい領域です。

　本書は手術手技の基本を読みやすくまとめたものです。多くの芸事と同じように本の中の手技はそれぞれの外科医がそれぞれの師匠から手取り足取り習い，洗練させ，確立してきたものです。がん研有明病院は卒後5年目以降の多くの若手外科医たちが数年の期間外科手術手技の修練に日夜励んでいます。特に肝胆膵外科は脆い組織を扱うことが多く，細い血管の糸縛りなど繊細かつ確実な手術手技が要求されます。今回，院内で定期的に行っていた手術ビデオ勉強会をまとめたものがこのような本となったことは嬉しい限りです。本書が全国の外科医の手術手技の向上に役立ってくれることを期待しております。

　最後に忙しい診療の合間に本書の執筆編集に頑張った石沢先生，渡邉先生の二人にその労をねぎらいたいと思います。私にとっても，緻密な性格の渡邉先生や何事にも積極的に取り組む石沢先生を中心とした仲間たちと一緒にこのような手術談義をすることは至福の時間でした。また，出版社のメジカルビュー社様に心より感謝申し上げます。

がん研有明病院 消化器センター 肝胆膵外科 部長

齋浦 明夫

はじめに

「ことばで手術を伝える」

　「ビデオを題材にした会話形式で，一般外科の基礎からマニアックな肝胆膵外科手術のコツまで解説する」という本書のコンセプトが出来上がるまでには3つの背景がありました。まず何よりも，その卓越した技術を魔法の言葉に変換して若い外科医をインスパイアしてきた齋浦部長から，「撮り貯めた手術ビデオを活用して勉強会しようや」と提案をいただいたこと。次に私自身が，書店に並ぶ医学書を手にするたびに，「完璧なイラストと解説だけど，果たして手術の機微が伝わるだろうか」と，いつも「もどかしさ」を感じていたこと。そしてもう一つ告白すべきは，あくまで仕事のためにやむなく，最近流行のSNSを同僚と始めてみたところ，意外にも必要最小限の情報に会話の臨場感を乗せて「送信」するのに最適なツールだと気付かされたことです。40歳を過ぎるとどうしても長文になり，いわゆる「既読スルー」を頂戴すること頻回ですが，教科書であればすぐに返信が来なくてもいいわけですし……。

　本書の「ソース元」は，当科で定期的に開催してきた「手術ビデオ勉強会」をさらにビデオで録画し，その様子をレジデントの渡邉君が書き起こした「口述筆記」です。特に齋浦部長の「ことば」は，神戸のアクセントを除き可能な限り「原文ママ」で掲載しました。一方，レジデントの質問は，優等生のG，楽観的なI，心配性のK，の3人に集約させました。この3名にもモデルはいますが，私が相当程度に偏見と脚色を加えており，実際の彼らはもう少し「まとも」で信頼できる仲間たちであることを申し添えます。もちろん，「ビデオワークショップ」のタイトルが示すように，ビデオやイラストを豊富に取り入れ，一般外科の医師や看護師にも活用いただけるように配慮したことも本書の特長です。一方，本書は通常の手術書で伝えきれない，一つ一つの手技のニュアンスをお届けすることを主眼にしていますので，手術の基本事項については『がん研スタイル　癌の標準手術シリーズ（メジカルビュー社刊）』などをご参照ください。

　編集の過程で，「祐くん」，「HIRO」，「ようすけ」，「みせっち」として登場する当科のスタッフも，それぞれ独特の経験と「一家言」を持つ，言い換えると「キャラが立つ」存在であることを再認識しました。学会の権威でもない私たちの個人的見解を掲載することは憚られましたが，「若い外科医に伝えたい！」という本書

の趣旨を振り返り，各人の経歴や得意分野について「思いのたけ」を語ってもらいました。私たちが大先輩からありがたく頂戴した「おことば」もストレートに紹介してあります。これらの新鮮な「ことば」を通して，私よりもっと若い外科医に，手術だけではない外科医としてのキャリアを積んでいくためのヒントをお届けできれば幸いです。「針糸ができるまで」のコラムでは，毎日使う針糸に「手仕事の技」が満載されており，工業分野では職人技を機械に記録し再現させる必要に迫られていることに触れました。さすがに外科医の仕事はロボットに任せられず，人から人へ「ことばで伝える」過程が必ず残るはずだ，いや，単に壮年外科医の感傷なのでしょうが──「残ってほしい」と願います。自分がこれまで，玉石混淆のことばで育てられたように。

　本書で紹介した手術のコンセプトは，これまで「がん研肝胆膵外科」に在籍し，周術期管理と手術に専心された先生方の日々の活動に基づいています。今回私たちが執筆の機会を頂戴したことは大変光栄であり，皆様に感謝申し上げます。また，いつどんな手術でも引き受けてくれる「がん研手術室」，肝胆膵外科特有の術後合併症に真正面から対応してくれる病棟の皆様，ビデオやデータを管理する秘書の塩出さんに，この場を借りて御礼申し上げます。最後に，従来の教科書の枠を越えたこの企画をメジカルビュー社に提案した際，「面白いですね！」と一発回答いただいていなければ本書が世に出ることはありませんでした。宮澤 進 様，長沢 慎吾 様，編集をご担当いただき本当にありがとうございました。

2018年7月

石沢 武彰

がん研 肝胆膵外科ビデオワークショップ

執筆者一覧

■ 監修

齋浦 明夫　がん研有明病院 消化器センター 肝胆膵外科 部長

■ 編集

石沢 武彰＊　がん研有明病院 消化器センター 肝胆膵外科 副医長

渡邉 元己＊＊　がん研有明病院 消化器センター 肝胆膵外科 レジデント

■ 執筆（50音順）

石沢 武彰＊　がん研有明病院 消化器センター 肝胆膵外科 副医長

伊藤 寛倫　がん研有明病院 消化器センター 肝胆膵外科 医長

井上 陽介　がん研有明病院 消化器センター 肝胆膵外科 医長

齋浦 明夫　がん研有明病院 消化器センター 肝胆膵外科 部長

高橋 　祐　がん研有明病院 消化器センター 肝胆膵外科 副部長

三瀬 祥弘　がん研有明病院 消化器センター 肝胆膵外科 副医長

渡邉 元己＊＊　がん研有明病院 消化器センター 肝胆膵外科 レジデント

［現職］ ＊　東京大学医学部 肝胆膵外科 講師
　　　　＊＊ 東京大学医学部 肝胆膵外科 大学院生

目 次

巻頭言 ··· iv

はじめに ·· v

執筆者一覧 ·· vii

登場人物紹介 ·· x

I 基本手技についてのQ&A

1) 速くて確実な結紮のコツは？ ·· 2

2) 状況別に運針法を変えるには？ ······································ 10

3) 血管周囲の剥離のコツは？ ·· 22

4) 止血の方法と注意点は？ ·· 37

5) 「ずれない」ドレーン留置のコツは？ ································· 47

II 肝切除のQ&A

1) 右肝授動の手順は？ ·· 58

2) 速く，正確な肝離断をするためには？ ································ 64

3) 肝静脈からの出血のコントロール ···································· 72

4) 腹腔鏡下肝切除を始めるにあたって ·································· 76

III 胆管切除・膵切除のQ&A

1) Kocher授動でつまずかないためには？ ······························· 88

2) Bursectomyの剥離ラインがわからない ······························· 92

3) 「前割り」による膵頭・SMA神経叢郭清のコツ ······················· 100

CONTENTS

4) PDでの空腸間膜とTreitz靭帯処理のポイントは？ ……………… 106

5) 膵上縁の郭清のコツは？　PD編 114

6) 膵上縁の郭清のコツは？　DP編 123

7) #13の郭清のコツは？ ………………………………………………… 136

8) 肝十二指腸間膜の郭清をきれいに行うためには？ 140

9) 「漏れにくい」膵管空腸吻合，「漏れない」胆管空腸吻合をするためには？ … 150

10) 左腎脱転の適応と方法は？ ……………………………………… 156

あとがき …………………………………………………………………… 164

索引 …………………………………………………………………………… 165

コラム

1 学会発表をしよう！ 論文を書こう！
その① 「テーマの探索と投稿用抄録の書き方」…………………………… 17

2 学会発表をしよう！ 論文を書こう！
その② 「論文作成のキホン」 ………………………………………………… 30

3 学会発表をしよう！ 論文を書こう！
その③ 「論文投稿からAcceptまで」……………………………………… 43

4 学会発表をしよう！論文を書こう！
その④ 「学会発表のコツと禁忌」……………………………………… 52

5 海外留学のススメ ……………………………………………………… 69

6 外科の日常臨床：日本と米国の違い ……………………………… 83

7 外科医のトレーニング：
地域の基幹病院，がん専門病院，大学病院で学ぶべきこと(1) …………… 97

8 外科医のトレーニング：
地域の基幹病院，がん専門病院，大学病院で学ぶべきこと(2) …………… 110

9 手術シェーマ作成の重要性 ………………………………………… 128

10 針糸のできるまで　取材協力：株式会社 河野製作所（CROWNJUN®）…………… 145

11 外科医とオペナース ………………………………………………… 160

ix

がん研 肝胆膵外科ビデオワークショップ

登場人物紹介

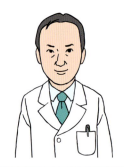

部長

齋浦 明夫
肝胆膵外科 部長

精緻な手術手技を言語化する能力と人を見る眼力で，若い外科医のハートを鷲掴みにしてきた当科のリーダー。自称「止血屋」。部長に出会って肝胆膵外科医に転向した若者多数。

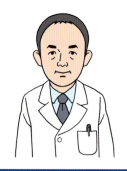

祐くん

高橋 祐
肝胆膵外科 副部長

遠くで見守り，困ったときは必ず助けてくれる当科のアニキ（そろそろ親父？）。一般病院から癌専門施設，大学病院まで転戦した経験に基づく「男気」を秘めている。

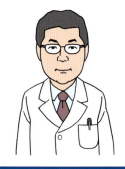

HIRO

伊藤 寛倫
肝胆膵外科 医長

卒後まもなく渡米し，外科医として主要施設で7年間勤め上げた真のメジャーリーガー。後輩のリトルリーグ級英語論文をメジャーに昇格させる優秀なコーチでもある。

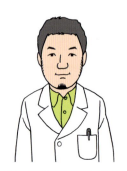

ようすけ

井上 陽介
肝胆膵外科 医長

「がん研スタイル」継承者。手術はもちろん，病棟管理から論文作成，昼夜を問わない後輩教育まで，何でもやり遂げるマルチプレーヤー。スキーや唄にもこだわりは尽きない。

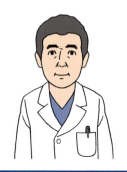

みせっち

三瀬 祥弘
肝胆膵外科 副医長

堅実な仕事ぶりと温厚な人柄で誰からも信頼される当科の良心。肝メタや手術シミュレーションの業績多数だが，近年はマラソンに傾倒し，研究遂行への影響が懸念されている。

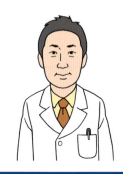

石ちゃん

石沢 武彰
肝胆膵外科 副医長[*]

「がん研スタイル」を遵守しているつもりだが，なぜか後輩からは「フリースタイル」と呼ばれている。主な研究は「蛍光イメージング」。宴会でも電飾を装着させられ困っている。

（*所属は2018年3月当時）

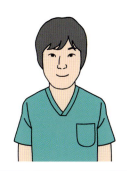

レジG

本書の進行役でチーフレジデントも務める優等生。仕事中も元気，仕事が終わっても元気いっぱい！

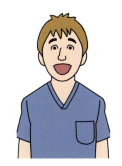

レジI

南国特有？の陽気さで，着任直後から皆を盛り上げる。ポジティブすぎる「軽率な判断」が玉にキズ。

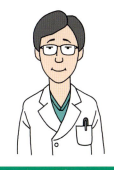

レジK

慎重な働きぶりが評価される。ときに悲観的すぎることも。ステップアップには「もう少しの勇気」を。

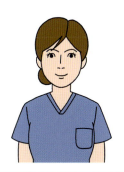

ナースA

リーダーナース。後輩にさまざまな手術を経験させながら，40件近い手術をミスなく回すため，手術室を奔走中。

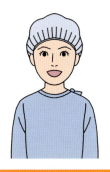

ナースB

オペナース3年目。術式以上に多種多様な外科医の個性に戸惑いながら，そのトリセツもマスターしつつある。

動画視聴方法

本書の内容に関連した動画をメジカルビュー社のホームページでストリーミング配信しております。解説と関連する動画のある箇所にはQRコードを表示しています。
下記の手順でご利用ください（下記はPCで表示した場合の画面です。スマートフォンで見た場合の画面とは異なります）。

＊動画配信は本書刊行から一定期間経過後に終了いたしますので，あらかじめご了承ください。

1 動画配信ページにアクセスします。
http://www.medicalview.co.jp/movies/

スマートフォンやタブレット端末では，QRコードから左記❸のパスワード入力画面にアクセス可能です。その際はQRコードリーダーのブラウザではなく，SafariやChrome，標準ブラウザでご覧ください。

2 表示されたページにある本書タイトルをクリックします。次のページで，本書タイトル付近にある「動画視聴ページへ」ボタンを押します。

3 パスワード入力画面が表示されますので，利用規約に同意していただき，右記のパスワードを半角数字で入力します。

32596243

4 本書の動画視聴ページが表示されます。視聴したい動画のサムネールをクリックすると動画が再生されます。

動作環境
下記は2018年7月1日時点での動作環境で，予告なく変更となる場合がございます。

● **Windows**
  OS：Windows 10／8.1／7（JavaScriptが動作すること）
  Flash Player：最新バージョン
  ブラウザ：Internet Explorer 11
  　　　　　　Chrome・Firefox最新バージョン

● **Macintosh**
  OS：10.13 〜10.8（JavaScriptが動作すること）
  Flash Player：最新バージョン
  ブラウザ：Safari・Chrome・Firefox最新バージョン

● **スマートフォン，タブレット端末**
  2018年7月1日時点で最新のiOS端末では動作確認済みです。Android端末の場合，端末の種類やブラウザアプリによっては正常に視聴できない場合があります。
  動画を見る際にはインターネットへの接続が必要となります。パソコンをご利用の場合は，2.0Mbps以上のインターネット接続環境をお勧めいたします。また，スマートフォン，タブレット端末をご利用の場合は，パケット通信定額サービス，LTE・Wi-Fiなどの高速通信サービスのご利用をお勧めいたします（通信料はお客様のご負担となります）。
  QRコードは㈱デンソーウェーブの登録商標です。

本Web動画の利用は，本書1冊について個人購入者1名に許諾されます。購入者以外の方の利用はできません。また，図書館・図書室などの複数の方の利用を前提とする場合には，本Web動画の利用はできません。

I

基本手技に
ついての
Q&A

I 基本手技についてのQ&A

1. 速くて確実な結紮のコツは？

卒後10年を経過し，消化器外科手術の経験もそれなりにあると思っているのですが，部長の肝胆膵手術の助手に入ると，結紮について「叱咤激励」を受けることが多く，自信をなくしています。結紮のときに必要な判断，技術的な注意事項，練習方法などについて改めて教えてください。

ディスカッション

石ちゃん　今日のテーマ「結紮」は，基本的だけど奥の深いテーマですね。特に肝胆膵手術の結紮は，相手が「もろい」組織のことが多いので，術者でも助手でも緊張感が漂うシーンが多いと思います。では初めのビデオを見せてください。

レジG　初めからいきなり少し恥ずかしい場面を提示します。膵頭十二指腸切除で空腸間膜を切離するときに，細い静脈を処理するための2回目の結紮がロックしてしまい，あわてて締め込もうとしたら結紮点がズレてしまった，というシーンです（Video 1）。

部長　大事な場面では，両手で糸を送らないと！　最後の締め込みのときに，糸を両手の指の先端でしっかりと送ること。大切なのは，そのときに結紮点に対し180°の方向に力をかけることだよ。少しでもV字になってしまうと，ベクトルが手前側にかかってしまって，結紮点がずれたり，血管を裂いてさらに出血させたりすることになるよ（図1）。

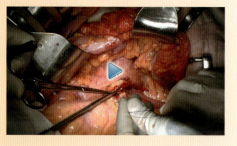

結紮　失敗例

2

1. 速くて確実な結紮のコツは？

レジK　両手で糸を送る理由はわかるのですが，2回目の結紮も両手で糸送りをすると，僕たちがいつも行っている「軸糸に滑らせて2回目の結紮をする」やり方ができなくなりそうで怖いんですけど……．どちらが軸糸かわからなくなるので……．

部長　両手で糸送りしたときでも，どちらを軸糸にするかは意識するんだよ．2回目の結紮を締め込む前に軸糸が多少緩んでも，軸糸を意識してもう一方の糸を180°の方向に送れば，ロックすることはないよ（図2）．

ようすけ　ロックしてしまうのは，やっぱり糸送りが結紮点に対しV字型になってるからだと思う．結紮点に「浮き上がる」力がかかると，ロックしやすくなるからね．

石ちゃん　G先生が出血させてしまった後の，部長のリカバリーを見てみよう（）．

レジI　まさに迅速・確実で，「機械人間」みたいですね……．

図1
結紮点と糸がV字になると十分締まらない．

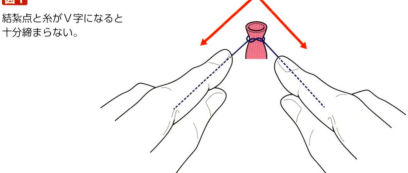

図2
結紮点と糸が180°になると締まる．

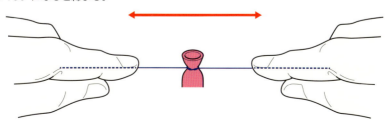

3

I 基本手技についてのQ&A

Video 2 結紮 リカバリー

ようすけ 早く結紮するには，自分の「持ち糸の長さ」を決めて，いつも同じ距離から結紮に入ることも大事なんだよね。部長の1回目の結紮を見てごらん。ベストなところから結紮の動きに入っているから，左手で糸を引っかけてから一度も糸を「手繰る」ことなくそのまま糸送りに入っているでしょ？　これって実は結構難しいことなんだよ。

レジG 確かに糸を持ち替えてないですね。次から持ち糸の「長さ」にも気を付けて練習してみます。

石ちゃん では次のビデオを見せてください。

レジG はい。DP-CARで，ようすけ先生が総肝動脈を結紮するシーンです（ Video 3 ）。

DP-CAR：
腹腔動脈合併尾側膵切除術

部長 ようすけ先生の結紮の良いところは，まず結び目を作るまでの操作が早くて，しかもどこにも引っかかっていないよね。最近の人は見たことないかもしれないけど，「機織り器」みたいに，空中でシャシャシャと「空気を切る」ように糸を拾わないと。そして，実際に糸を締め込むときには少しペースダウンして，「何を縛っているか」を意識して糸送りをしているよ

機織り器：
布などの織物の生地を作るためのアナログな機械のこと。

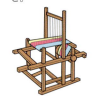

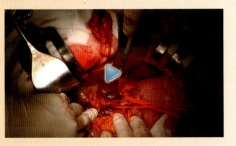
Video 3 結紮 動脈

ね。特に2回目の締め込みのときは，「組織の強さを感じながら縛ってますよー！」と術者にアピールしているみたいでしょ。こういう結紮をしてくれると，術者も「あ，気を付けてくれているな」と助手を信頼できるから，イライラせずに手術を進めることができるよね。

 レジK　軸糸を結構強く引いているようにも見えるんですが，大丈夫なんでしょうか……？

 部長　結紮する対象によって変えないといけないよね。この場合は相手がしっかりした動脈だから，ある程度強く引いても大丈夫。

 みせっち　動脈周りの神経を剥いたときと，剥かないときでも，結紮の強さを変えますよね。

 部長　もちろん。神経が残っていれば強く縛れるけど，完全に神経が剥かれた血管を縛るときには，中枢側の結紮は緩くして，末梢側で2重，3重結紮を加えるときに少しずつ強く縛っていく，といった工夫も必要だよ。動脈硬化が強い血管もね。

 石ちゃん　まだビデオはある？

 レジG　さらに具体的な状況で教えてほしいです。例えば，これは肝静脈に開いた小さな穴を縫合閉鎖するシーンです（Video ④）。

 部長　肝静脈の小さな穴を塞ぐときは，低圧系だし，静脈の壁が寄っていれば普通は止血されるから，結紮は2回で十分。その代わり，少しでも結紮点に力がかかると静脈が裂けてしまうよ。慎重にいく場合は，1回目の結紮の後に一度両手を離して，持ち直してから2回の結紮をする方法もある。少し時間がかかるけど，静脈を裂いてしまうよりはよっぽどいい。

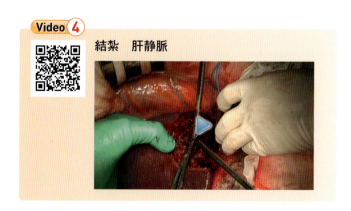

結紮　肝静脈

I 基本手技についての Q&A

レジK 「2回目縛り」をするときに，縛りの強さはどうやって判断するんですか？ 糸で組織をちぎってしまいそうで心配です……。

ようすけ 経験を積めばわかるようになるけど，僕は「結紮した後に組織がどのような硬さ・太さになるか」をいつも想像しながら縛り込むようにしてるよ。送るほうの糸は指を添えるだけにしておいて，軸糸の引き具合で結紮の強さを調整してます。

レジI 肝切除の助手の立場から言わせていただくと，脈管を離断面の自分側で結紮するときは，自然に糸が肝臓に寄るから「楽勝！」ですが，術者側を結紮するときは，結紮点を寄せて「切りしろ」を確保するのにいつも苦戦してます！

ようすけ それはうまい人がやっても一番難しい結紮の一つだね。僕は，結紮のループを作った後，縛り込む直前に，結び目を術者側の組織に押し付けるようにして締めてます（図3）。

石ちゃん 1回目の結紮だけ，鑷子を使って糸を送ることもあるよね。一度いいポイントで結紮されれば，2回目は指で糸を送っても自然にそこに向かうから。

祐くん あんまり無理するとかえって術者側の肝臓の奥から出血させてしまうこともあるから，僕がみんなくらいの年齢の頃には「俺は安全に縛れるところで縛る！ あとはこんなところで結紮させる術者の責任だ！！」くらいの気持ちで，開き直って，その代わり確実に結紮するように心がけていたよ。特に切除側の肝臓に付いた血管なんていくらでも止血の方法があるんだから。

石ちゃん その他に質問は？

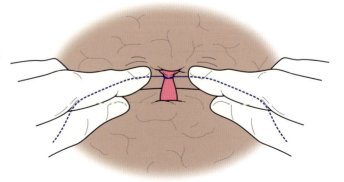

図3
奥の組織に寄せるように結紮する。

1. 速くて確実な結紮のコツは？

レジK　正直，左右どちらの手で糸送りをすべきか，片手送りにすべきか両手にすべきか，とっさに判断ができなくて悩みます……。

ようすけ　自分なりの「ルール」を作って，糸を持つ前からイメージする訓練をしないと，いつまで経ってもできるようにならないよ．最近流行っているレストランじゃないけど，「俺の基本」を書いてみるね．この6つの場面のうち，両手で糸送りすべきなのはどれだと思う？（**図4**）

レジI　……E，Fですか？

ようすけ　さっきも言ったけど，基本は，「結紮点に対して180°に糸を送れる状況かどうか」だと思うんだよね．そういう意味では，Eは当然両手送りが必要になる．あと，実はDも両手送りをしたほうがいいんだ．手前にある障害物のせいで軸糸を寝かせられないから，片手送りをしようとすると，どうしても結紮点にV字型の力がかかるのはわかるでしょ？

レジG　なるほど！　Fはどうですか？

ようすけ　これは「ひっかけ問題」で，こういう指が入るスペースもない状況では，鑷子や持針器を使わないといけないよね！

レジK　意地悪ですね……．スタッフの先生方は若い頃，いや今も若いですけど……，どういう結紮練習をされてたんですか？

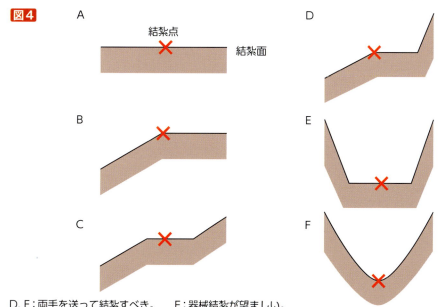

D，E：両手を送って結紮すべき．　　F：器械結紮が望ましい．

I　基本手技についての Q&A

部長　今のレジデントを見てると，術中判断以前の問題で，やはり日々の結紮練習が足りないんじゃないの？　この間の学会で，幕内雅敏先生も「最近の若者は30秒で40回の結紮もできないんだ！」と嘆いていらっしゃったな。幕内先生は東大時代，手術中に糸結びができなかった医局員に，朝晩1,000回ずつの結紮練習を命じて，出勤直後と帰宅前に必ず結び目をたくさん作った糸を10本ずつ提出させてたよ。

ようすけ　僕も「自主練」してたよ。例えば，3-0の太さで40cmの糸を使うと，結べなくなるまで100回くらいは結紮できる。これを10本入り1パックこなせば……

レジ I　……1,000回！

ようすけ　小学生の計算問題だけど，この1日15分でできるトレーニングを毎日続けると，3年間で100万回を超えるんだよ。ここまでやれば，きっと誰にも文句を言われない結紮ができるようになる。

部長　手術用の糸は高いけど，釣具店に行くと，モノフィラメントの糸でいいものもある！

石ちゃん　糸は100円ショップでも入手できますね。じゃあ I 先生，明日から部長に，結紮練習した糸を朝晩10本ずつ提出するのをルーチンにしてください！

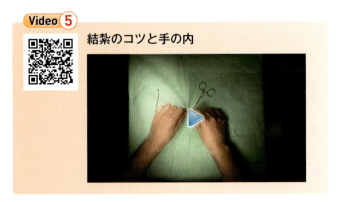

Video ⑤　結紮のコツと手の内

- 大事な結紮は「両手送り」。
- 1にも2にも「結紮練習」。

おさらい Point!

- 結紮点に対し，糸が180°となるように糸を送る。
- 結びやすい持ち糸の長さで糸を持つ。
- 結ぶ対象によって，結ぶ力加減を変える。
- 自分の「得意技」を身に付ける。
- 日々，結紮練習！

I 基本手技についてのQ&A

2. 状況別に運針法を変えるには？

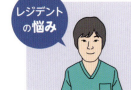
「運針」の基本は理解しているつもりですが，消化管の縫合や吻合，止血操作などの場面に応じてどのような運針を心がけているか，具体的な注意点を教えてください。

ディスカッション

レジG　まずは動脈やグリソン鞘など，比較的太い脈管を結紮切離する場面です。がん研では刺通結紮を加えることが多いですが，このときの運針はフォアハンドとバックハンドのどちらがよいのでしょうか？

部長　基本はフォアハンドでいいよ。でも，特に肝胆膵手術では術野の奥の方で，片方しかスペースのない状況で運針しなくてはいけないことも多いから，バックでの運針も確実にできるように。バックハンドのポイントは，手首を回転させて運針するというより，手首は動かさずに針を押すように持針器を操作することかな。

祐くん　例えば，拡大右肝切除で左胆管と空腸を吻合するとき，運針の角度によってフォアのほうがいいときとバックのほうがやりやすいときがあるよね。運針しやすいように，術者の体勢を変えることも大事だよ（図1）。

図1
同じ運針の向きでも，体勢を変えることでフォアでもバックでも運針可。

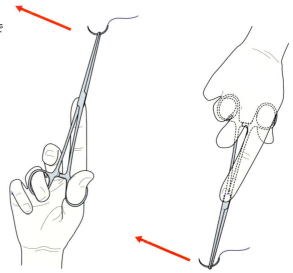

10

2. 状況別に運針法を変えるには？

レジI　ときどき，血管に1回ではなく2回「コの字」型に運針して刺通結紮していることがありますよね？　これはどういうときですか？

ようすけ　ある程度，径の太い脈管に刺通結紮をかけるときだよ．血管の断面で考えたときの，下から1/4と上から1/4に糸をかけるイメージで（**図2**）．2回目の運針がバックハンドになることが多いけど，体勢を変えると両方フォアでもできるよ．

石ちゃん　1回目の結紮ですでに内腔が均等に閉鎖されることになるので，普通の刺通結紮よりも安心感があるよね．

レジK　次に静脈や門脈への運針です．例えば下右肝静脈や太めの短肝静脈を縫合閉鎖するときの運針はどのような形がベストなのでしょうか？視野の奥ですし，スペースも狭いのでいつも運針しづらいです．このビデオでは短肝静脈の処理に連続縫合をかけています（**Video 6**）．このとき，どのくらい深く運針するべきですか？

部長　静脈系の場合，「最悪」なのは薄く運針して壁を裂いてしまうこと．特にIVCは狭窄しにくいから，しっかり運針していい場面だよ．

IVC：下大静脈

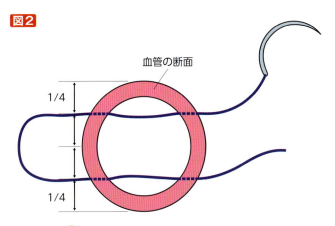

図2

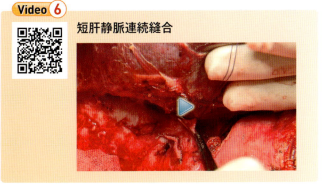

Video 6　短肝静脈連続縫合

11

I 基本手技についてのQ&A

レジG 連続縫合で処理する場合，1針目を結紮するか，結紮しないでそのまま運針を続けるか，はどう区別していますか？

部長 基本的にはどちらでもいい。一番の違いはスピードで，もちろん最初に結紮せずにそのまま運針したほうが早いよね。結紮するにせよしないにせよ，一番大事なのは，IVC側にまず一発糸をかけること。不意に鉗子がはずれたり，壊れたりすることもありうるけど，1針かかっていれば吊り上げて鉗子をかけ直すことができるからね。IVCからの出血が収拾つかなくなるのが最悪の事態だよ。

レジI 往復の連続縫合で静脈を閉鎖する場合，血管鉗子をはずすタイミングが，往路の後のときと，復路も終わってからのときがあるように思うのですが。

部長 鉗子の縁から静脈断端まである程度距離があって，運針の幅がしっかりとれる場合には，復路まで行ってから鉗子をはずしていい。運針が浅くなる懸念があれば，復路の前に鉗子をはずしたほうが，より確実に運針できる。その場合，復路に極端に深く糸をかけがちだけど，基本的には往路と復路とは同じ深さで運針することがポイント。往路で運針した糸と糸との間に針を入れるようにすると抵抗なく運針できるよ。

レジK 血管鉗子に沿って運針するとき，針は常に鉗子のすぐ上に通すべきですか？ この間，縫合の後に鉗子をはずしたら，断端がきれいな「真っすぐ」でなく「捻じれた」感じになってしまいました……。

部長 これも鉗子から血管断端までの距離によるね。運針の「のりしろ」がきわどい場合は，もちろん鉗子すれすれで運針せざるをえない。その場合のコツは2つあって，血管鉗子についている「溝」に沿って運針すること，あるいは鉗子をさらに奥にかけ直してから運針すること。ただ，鉗子のかけ直しはリスクを伴うから，なるべく避けたほうがいい。

石ちゃん 静脈を切る前に，縫合を想定して鉗子の深さや断端との距離をもう一度確認することが大切ですね。逆に「のりしろ」が十分な場合はどうですか？

部長 血管は切ると縮むし，「のりしろ」がありすぎて困ることは少ないけど，このような場合にはバイトを取りすぎないことと，運針の最深部が常に鉗子の真上，つまり血管前壁と後壁のちょうど真ん中に来るように運針すること（**図3**）に気を付けると，断端を確実に，美しく閉じることができるよ。

12

2．状況別に運針法を変えるには？

レジG　門脈再建などで，静脈や門脈を端々吻合する場合のコツを教えてください。

部長　特に門脈系は狭窄すると肝不全などの重大な合併症につながるから，必要最低限のバイトしか取らない．うちでは，5-0 Prolene®で2点支持し，後壁はintraluminal法，前壁はover and over法で運針していることは知っているよね？（Video 7）　門脈切除長が5cmくらいだったらそのまま吻合できることが多いけど，テンションがかかりそうなときは数針運針してから，いわゆる「パラシュート吻合（Video 8）」で断端同士をゆっくり寄せてい

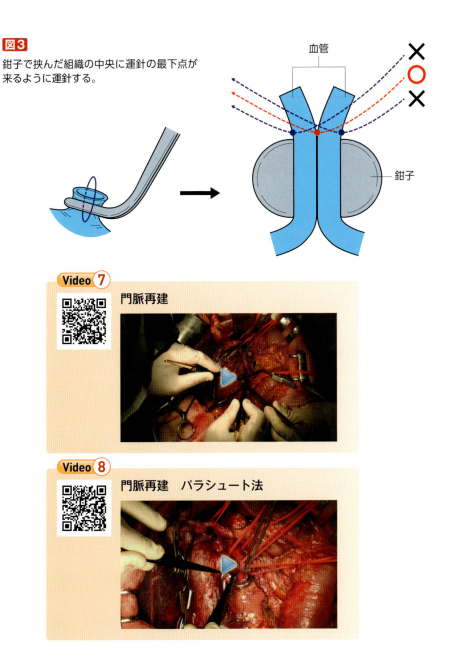

図3
鉗子で挟んだ組織の中央に運針の最下点が来るように運針する．

Video 7　門脈再建

Video 8　門脈再建　パラシュート法

13

くと，門脈壁が裂けるのを予防できるよ．最後の1〜2針を運針する前に血管鉗子をはずして，内側から圧をかけて糸を「馴染ませる」こと，最後に「Growth factor」を作ってから糸を結紮することも，吻合部が狭くならないようにするための重要なポイントだね．

Growth factor：血流が再開すると，吻合径が拡大する．その分を見越して糸を余らせておくこと．

ようすけ　門脈と上腸間膜静脈の断端が離れていて吻合にテンションがかかるときには，Kocher授動に引き続いて，上行結腸間膜を後腹膜から完全に授動すると，上腸間膜静脈の断端を肝臓側にさらに寄せることができるよ．

石ちゃん　確かにそうだけど，門脈を切離してから「あ，寄らない！」って焦って授動を追加するのは危ないから，距離が長そうなときにはあらかじめ十分に授動しておくべきだね．

祐くん　そう言えば，持針器の持ち方はみんなどうしてる？　僕は指を持針器に入れたほうが安定するからそうしてるけど，手全体で持針器を持つレジデントもいるよね？　「ここぞ」という場面で，その持ち方で不安定にならないの？

部長　どちらでもいいと思うけど……，自分は軽く指を入れているかな．

レジG　僕は，手全体で持ったほうが手首の回転範囲が広いと思ってそうしてます．

石ちゃん　持針器のラチェットを咬むか，ラチェットを使わないで針を挟むだけにするか，も関係すると思うのですが．

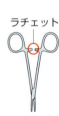
ラチェット

部長　連続縫合のときは，毎回は咬まないかな．

石ちゃん　あと，この機会に聞いておきたいのですが，運針後の針は鑷子と持針器のどちらで取りに行きますか？

部長　どちらでもOK．ただ，術者の左手が術野展開で塞がっていて，右手だけで針を取って運針しないといけない場面もあるから，持針器だけで連続縫合できるようになっておくこと．まず先端から2/3の位置で針を持って，針をかけて，1/3の位置を持って針を回収，そのまま次の運針をして少し針を押し込む……，という操作を続けることでスムーズに運針できるはず（図4）（Video 9）．

2. 状況別に運針法を変えるには？

祐くん　レジデントのなかには，運針のときにガチガチに力が入っている人がいて，血管を裂かないか見ているこっちもガチガチに怖くなってしまうよ．

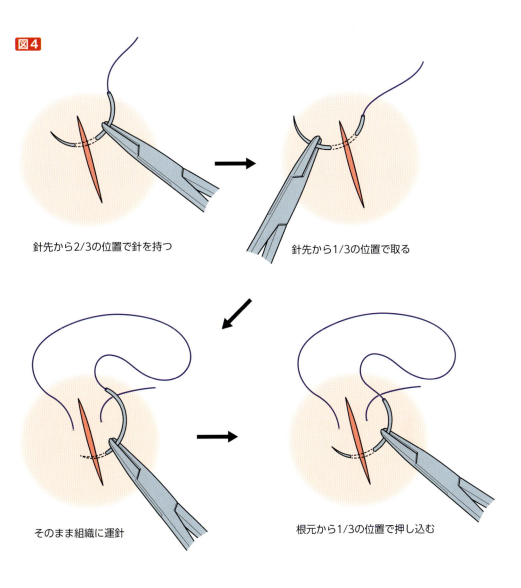

図4

針先から2/3の位置で針を持つ　　　針先から1/3の位置で取る

そのまま組織に運針　　　根元から1/3の位置で押し込む

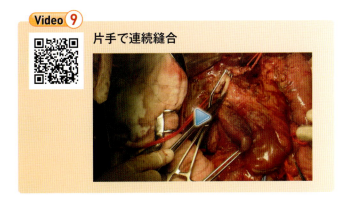

Video 9　片手で連続縫合

15

I 基本手技についての Q&A

部長 そんなときは針をかけた後，いったん針を離すように言っているよね。そうすると右手の力が抜けるから。その後，左手でも右手でも，落ち着いて針を回収しに行けばいい。

レジK 基本事項ですが，いまだに針先を自分が出したいところに出せないことがあります。どうすればよいのでしょう……？

部長 特に肝胆膵外科ではいろいろなサイズと彎曲の糸を使うから，毎回，その針の形をしっかり意識して運針する癖をつけるといいと思う。

祐くん 術者でなく前立ちをしているときも，術者がどのような動きで運針しているか観察して，「自分ならどうするか」イメージしながら助手をすると，次の手術で必ず役立つよ。

● 針の形をイメージして，柔らかく運針すべし。

おさらい Point!

- 運針する対象臓器・状況ごとのpitfallを知っておく。
- 針の形を意識して運針。
- 前立ちのときも術者になった気持ちで運針をイメージする。

コラム1

学会発表をしよう！ 論文を書こう！
その❶
テーマの探索と投稿用抄録の書き方

レジI

部長から突然，今度の学会で「ラパ肝について何か発表できないか？」と指令を受けたのですが，正直何も思い付きません……。テーマください！

石ちゃん

ずいぶん簡単にギブアップするんだね……。突然仕事が降ってきても，若いうちは「全部自分のチャンスに変えてやる！」というくらいの貪欲さを見せないと。例えば僕も，卒後4年目のころだったかな，大変な術後管理をしている最中に，通りすがりの上司から「今度の学会で"術前減黄の意義"という要望演題があるから"何か"出すように」と指令を受けて，頭がクラッとしたことがあったよ。

レジG

日本では閉塞性黄疸の患者に胆汁ドレナージをしないで手術することはほとんどないので，減黄の"意義"を考察するのは難しいですね。どうしたんですか？

石ちゃん

実は当時，術前胆汁ドレナージの方法についてちょっとした議論があったんだ。当時は，全肝ドレナージ，つまり「胆管が閉塞している肝臓の領域はすべて胆汁閉塞を解除すべき」という流派と，僕がいた大学のように「肝切除後に残るほうの肝葉だけドレナージすれば十分」という「片肝ドレナージ」のポリシーがあったんだ。当時の僕は従順だったし，実際の印象としても片肝ドレナージで十分だと感じていたんだけど，実は「本当に片肝ドレナージでいいんだろうか？」という疑問も感じていたんだ。

レジI

なるほどですねー。それなら，すでに全肝ドレナージをされてから紹介される患者もいるでしょうから，片肝ドレナージとの間で手術成績を比べれば楽勝ですねー！

石ちゃん

なんて浅はかな若者なんだ……。それほど症例数があるわけではなし，普通に手術成績を比べてみても何も有意差が出なかったんだよ。でも，その過程で昔の文献を取り寄せて読んでみると，高精度の造影CTが撮れなかった時

代には，癌そのものが描出できなくても，左右の肝葉の容積がアンバランスな場合（atrophy-hypertrophy complex）に胆管癌を疑っていた，ということを知った．

レジG
胆管が閉塞するだけでも肝臓が萎縮するからですか？

石ちゃん
冴えてるね！　これで思い付いたのは，手術前に門脈塞栓術を行う場合，片肝ドレナージのほうが切除側の肝葉で胆汁うっ滞が起きてさらに不利な状況になるから，全肝ドレナージより予定残肝の肥大が早いのではないか，ということだった．これが「仮説」だね．過去の症例で検証すると確かにそういう傾向が確認できたので，最終的に学会で発表することができたんだ．

レジK
学会ではもう一つの流派から集中砲火されなかったんですか……？　平和主義の僕にはちょっと怖いです．

石ちゃん
確かに当日は，大学は違うけどとても尊敬していた先生から直接質問やコメントをいただくことができて，怖いというよりは大変勉強になったのを覚えているよ．違う施設の先生方から指導を受けられることを「有り難い」チャンスだと思わないと．ところで，I先生は毎日仕事してて何の疑問もないの？　この間，ラパロの肝外側区域切除を初めてやってもらったけど，何も苦労しなかった？

レジI
あ，あの患者さんではグリソン鞘をステープラーで一括切離しましたけど，腫瘍がもう少しグリソン鞘に近かったらどうやって処理すべきなんだろう，と思いましたね……．

石ちゃん
そういう小さな疑問が臨床研究の「タネ」だね．「ラパ肝の外側区域切除は定型化できる」と言われて久しいけど，開腹手術も含めて細かいアプローチを考えると，必ずしもワンパターンではないと僕は思うよ．

レジK
でも，外側区域切除なんて，とっくに語り尽くされてそうですけど……．

石ちゃん
その可能性もあるし，一般的すぎて逆に報告が少ないかもしれない．まず，過去の文献を徹底的に調査してみてよ．その結果によって研究の価値や議論

テーマの探索と投稿用抄録の書き方

の方向性が決まるし，この検索作業は論文のイントロを書くためにも必須だから。研究を始める前に，「ホシの過去を洗う」こと！

レジI

急に刑事もののドラマみたいになりましたね……。では論文データベースでホシを洗った後に，なるべく古い時代からカルテを調べてみます！　開腹の肝外側区域切除も対象に入れたほうがいいですか？

馬力はあるんだね……。確かに「なるべく多くの患者を調査対象に含めること」と「比較対象を設定すること」はとても重要です。ただ，カルテ調べを始める前に「調査項目」を吟味しておかないと，後で全部調べ直すことになるから気を付けて。

石ちゃん

レジG

僕は学会投稿用の抄録を書いてみたのですが，うまくいかないので添削してもらえませんか？

抄録は字数もルールも決まっているから，内容はおのずと決まってくるものだよ。僕が重要だと思うポイントをまとめておきます（表1）。

石ちゃん

レジG

いつも文字数がオーバーするんです……。

表1 学会用抄録作成のポイント

- 発表内容を端的に示したタイトルを付ける。
- 共同演者の名前と順番に間違いがないか確認。
- ［背景］で明確に問題提起。または［目的］を明示。
- ［方法］で調査対象と検討方法を明示。
  施設名は記載しない*。
- ［結果］では［方法］と一対一対応させてデータを記載。
  1文字でも削って意味あるデータを含める。
- ［結論］はタイトルと［背景］の問題提起に呼応する。
  ［結果］から導けないことを述べない。

＊査読の際にバイアスとなるため。

石ちゃん

無駄が多すぎるからだよ！ 抄録は「1文字でも削って必要なデータを入れ，論理的に考察する」ことが重要。これは僕の個人的な意見だけど，例えば「若干の文献的考察を加えて……」なんて削除しなよ。だってそんなの当たり前でしょ？ 本当に「若干」しか考察しないの？？

レジI

先生らしい，ひねくれた考え方ですね……。でもそれ以外のところは，十分に断捨離してないですか？

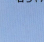
石ちゃん

まだまだ悟りに至ってないよ。例えば，「当施設で行われた」は不要，「肝切除後の術後胆汁漏」はダブリ，「であった」は「だった」に変更可能だよね。そのぶん，必要な情報を記載できるはず。小学生のころ，習字の上手い友達は，紙の大きさは同じはずなのに，太くて堂々とした文字をはみ出さずに書いていたでしょ？ そういうイメージで。

レジG

……ちょっと何言ってるかわかりません。その他に気を付けることはありますか？

石ちゃん

「論文作成のキホン」のコラム（p.30）でも説明するけど，「背景（または目的）」と「考察（または結論）」，「方法」と「結果」とを，それぞれ完全対応させること！「結果に書いていないことを考察や結論しない」という大原則が守られているかも必ず確認してください（図1）。

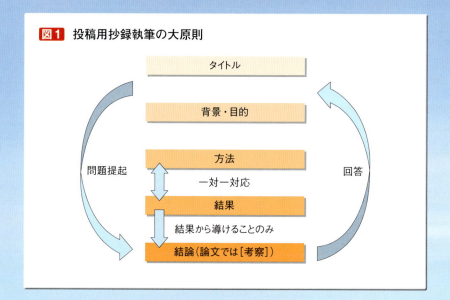

図1 投稿用抄録執筆の大原則

テーマの探索と投稿用抄録の書き方

レジK

話は戻りますが，術前胆道ドレナージの話は，最終的に論文になったんですか？

石ちゃん

そう，インパクトファクターはそれほど高くない雑誌だけど，当時の師匠に手取り足取り教えてもらった，僕にとっては貴重な論文になったよ[1]。その先生のモットーは，「抄録を書いたら，学会発表までには英語論文を投稿すべし！」だった。それは超人的だとしても，せっかくの調査結果を発表が終わった瞬間に「時効」にしてしまうのは非常にもったいない！　自分の業績のためにも，他の先生に情報を活用してもらうためにもね。外側区域切除のテーマも是非論文にしようよ，I先生！

文献

1) Ishizawa T, Hasegawa K, Sano K, et al: Selective versus total biliary drainage for obstructive jaundice caused by a hepatobiliary malignancy. Am J Surg 193: 149-54, 2007.

I 基本手技についてのQ&A

3. 血管周囲の剥離のコツは？

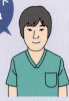

レジデントの悩み 特に癌の手術では，「動静脈をしっかり出して残りの組織を全部切除する」ことが大事だとわかっているのですが，出血が怖くてまだ自信をもって剥離できません。よけいな操作をして時間がかかったり，逆に血管に近寄りすぎて損傷しそうになったり……。血管周囲の剥離を行うためのコツを教えてください。まずは動脈からお願いします！

ディスカッション

部長 動脈周囲の神経叢を残す場合と取る場合で剥離の方法は違うよ。神経叢を温存する場合，「リンパ節を取ると動脈が出てくる」ことを覚えておくべきだね。例えば，♯8aリンパ節を剥がすと裏に総肝動脈が出てくるでしょ？

レジI 部長の剥離はとてもリズミカルなので，前立ちをしていて気分もノッてきます！

部長 きちんとラインを認識できていれば，「イッチニ，イッチニ」のリズムで剥離を進めることができるよ。つまり，「イチ」で左手の鑷子で神経叢を把持もしくは動脈を挙上し，「ニ」で電気メスを使って周囲の組織を剥離，あるいはその逆，というふうにね（図1, Video 10）。

レジG スタッフの電気メスの使い方を見ると，先端でまず裏を軽く掘っておいてから表面の組織を切っていることが多いですよね？（Video 11）

Video 10　動脈確保 PHAの場合

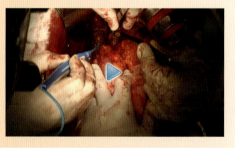

PHA：固有肝動脈

3. 血管周囲の剥離のコツは？

祐くん 電気メスの使い方には場面によって「意味」がある。そういうときは、「この深さまでは安全に切れる」と確認するためにウラを探っている。血管の確保は「浅く広く」が原則だけど、剥離の最中にはどこかで深く掘らなければいけない場面があるからね。レジデントがよくする「意味のない」電気メス使いは解剖をよく理解できていないからじゃない？　見ていて怖いね。

図1
「イッチ」：鑷子の片方で動脈を挙上、「ニ」：電メで周囲の組織を剥離。

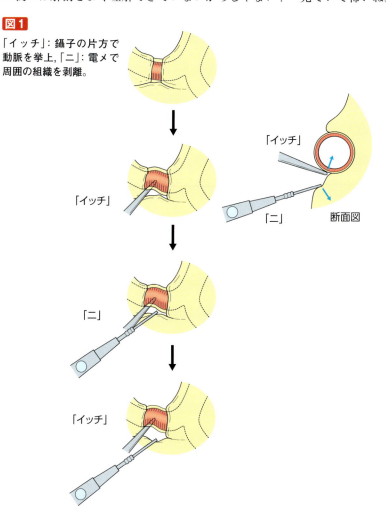

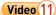

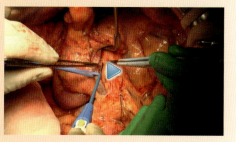
電気メスで組織の裏をとる操作　前割りの場合

I 基本手技についての Q&A

みせっち 術前の画像や触診を駆使して動脈の走り方をイメージして，動脈の輪郭を出していくように剥離すると，よけいな操作を減らすことができると思うよ。部長も，「点ではなく線で剥離しなさい」とよく言っているでしょ？ あと，動脈の分岐部を見つけるときは，中枢側だけでなく末梢側からも剥離を進めることが大事だよ。例えば，GDAの根部を確保するときは，CHAとPHAの両方から剥離していたほうが安全だね。

GDA：胃十二指腸動脈
CHA：総肝動脈
PHA：固有肝動脈

レジK 神経叢を残さない場合はどうですか？ もっと怖いんですけど……。

石ちゃん 確かに損傷は怖いけど，神経叢を剥いたほうが残すより血管を出しやすい，っていう状況はないですか？

ようすけ 確かに，一回良い層に入れば，神経を切っていく必要がないからね。でも決して動脈の外膜を損傷しないように，まず神経叢をかぶったまま動脈の輪郭をしっかり出して，次にメッチェン(剪刀)で神経を少しずつ鋭的に切っていって動脈外膜を露出する，という手順をしっかり踏むことが大事だと思う。外膜近くで電気メスを使うと，熱損傷が怖いよ。血管外膜を露出する層に入ったら，あとはこれを見失わないように血管が走る方向に剥離を続けていく(Video 12)。

部長 ここでも解剖の知識は役に立つ。例えば，CHA周囲の神経を剥くとき，尾側はDPAが出る可能性があるから慎重に剥離するけど，頭側は何もないから一気に剥離できる。

DPA：背側膵動脈

レジG 神経なのか，細い動脈なのかわかりにくいときはないですか？

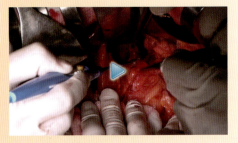
Video 12 動脈周囲神経叢の剥離法

24

3. 血管周囲の剥離のコツは？

部長　わからないときは，分岐部から「首」を残すように剥離をして，末梢側で切離する。小さな分枝が根元で切れると，確実に止血するためには6-0 Prolene®などで動脈全層に運針しなくちゃいけなくなるからね。こういう細い動脈は引き抜けることがあるから，電気メスを使っていなくても安心しないで，鉗子や電気メスの方向，つまり先端が動脈の外膜に直接当たらないように，細心の注意を払う必要がある。

レジK　でもやっぱり「恐る恐る」になってしまいます。なぜかというと……神経叢の厚さがわからないかもしれません。

部長　神経だと思う組織を鑷子で小さくつかんで，上下に軽く動かしてみる。持ち上がれば，つまり血管から浮き上がる感じがあればその組織は血管壁ではないから切っても大丈夫。できれば電気メスの先端などで裏のスペースを確保しておいたほうが安全だね。とはいっても，血管に近くて狭い操作になるから，電気メスは慎重に！（図2，Video⑬）

図2
神経叢をつかんで，浮き上がる部分は切ってよい組織。
（例：SMA根部周囲神経叢を剥離するシーン）

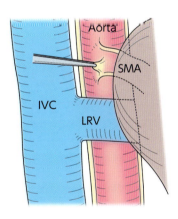

SMA：上腸間膜動脈
IVC：下大静脈
LRV：左腎静脈

Video⑬　SMA根部周囲剥離法
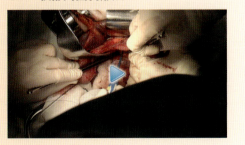

I 基本手技についての Q&A

レジI　部長やようすけ先生がよく言う,「0.2秒スパーク」または「ピンポイント発火」ですよね。

ようすけ　カットでなく凝固モードでね。

レジK　次に門脈剝離のポイントを教えてください。小枝が抜けただけで出血の勢いがすごいので,どうしても門脈から逃げるように剝離してしまいがちです……この間もこのように出血してしまいました……(Video 14)。

部長　それは逆に良くない！　門脈やSMVの本幹をしっかり露出して,この層に沿って流入血管を根元で処理していく勇気と技術をもたないと,癌の切除として不十分になるだけでなく,かえって出血させることになる。

SMV：上腸間膜静脈

レジG　「門脈壁に沿って鉗子を入れて,門脈壁に沿って出す」っていうやつですね。

部長　そのとおり。門脈の枝は末梢のほうが広がっているわけだから,そうしないと裏にある小枝を引っかけてしまうことがある。門脈のテーピングも,動脈と一緒で「イッチニ」のリズムで。つまり,「イチ」で門脈を牽引して「ニ」で周囲の組織剝離,そうしたらもう少し先に先端を進めて同じことを繰り返す。このとき,門脈を鑷子で強くつかまないように(図3, Video 15)。

レジG　門脈右枝や左枝の確保も術野が深くて,SMV周囲と違う難しさがありますよね。

祐くん　右だったら尾状葉の突起部,左だったらSpiegel葉の分枝が出るから,こいつらを丁寧に処理していくと,少しずつ門脈が浮いてくるし,切離するときの「距離」がとれるようになるよ。門脈を上に持ち上げて,背側・尾側から処理をしていくことが多いかな。

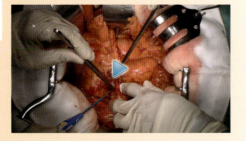
Video 14　SMVからの出血例

レジI どんどん頭側にいきまして，次は肝静脈がIVCに流入するところを剥離するコツはありますか？　右肝静脈をテーピングするときなんか，触診に頼るところも多くて，正直僕も少し怖いです．奥から出血したときのことを考えると……．

IVC：下大静脈

部長　右肝授動は別の回（p.58）で取り上げているよね．右肝静脈を確保するところだけに関して言えば，頭側は先が鈍で屈曲の強い血管鉗子を使って，中肝静脈との間をあらかじめ十分に剥離しておく．尾側からは，右肝静脈の内側の壁に沿って剥離する方法と，IVCの10～12時あたりのラインを真っすぐ剥離する方法の2通りがある．最後に上からの剥離層と下からの層を連続させるのだけど，しっかり剥離しても，最後に膜1枚残ることが多いね．より抵抗の少ないほうから鉗子を入れて貫通させるといいでしょう（図4，Video⑯）．

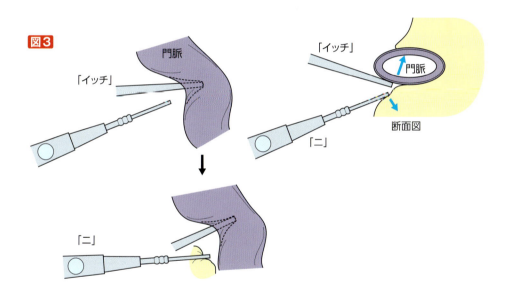

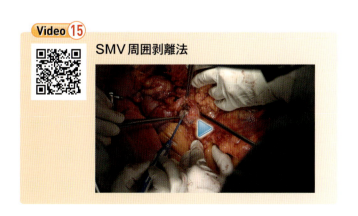

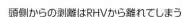

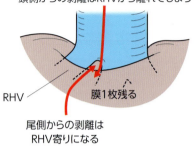
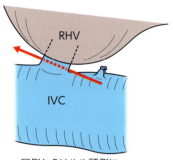

RHV：右肝静脈

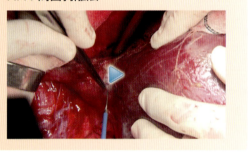

祐くん　やみくもに鉗子を突っ込むんじゃなくて，先端の「向き」に注意を払ってね．右肝静脈を下から剥離する際は，先端のカーブがIVC側でなくやや腹側に向かうように意識する．鉗子は抵抗があったときは，無理に進めるのは論外として，不用意に開くのもNG．奥でIVCを損傷したら止血が難しいからね．

レジK　左・中肝静脈共通幹のテーピングはどうやっていますか？　右に比べるとあまり見ないですが．

部長　通常の左肝切除では中肝静脈を温存するから，共通幹の確保は必須ではないね．中肝静脈の合併切除などで共通幹をテーピングする必要がある場合は，左肝を授動した後に，Arantius管を切離すると，左肝静脈のすぐ背側に入ることができるから，この層を中肝静脈と右肝静脈との間の間隙に連続させると共通幹のレベルで安全にテーピングできるよ（ Video ⑰ ）．

3. 血管周囲の剥離のコツは？

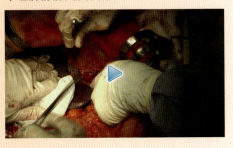

中左肝静脈周囲剥離法

 石ちゃん　今回は肝胆膵外科で特に重要な動脈・静脈周囲の剥離のコツを取り上げました。ぜひ，「イッチ，ニ」のリズム感を習得してくださいね。

 部長からの**一言**

- 血管まわりの剥離は「イッチ，ニ」のリズムで。

 おさらい**Point!**

- 血管に離れずに周囲を剥離する。
- 血管確保はリズム良く。

29

コラム2

学会発表をしよう！ 論文を書こう！
その❷
論文作成のキホン

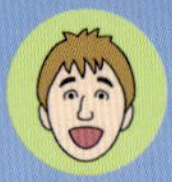

レジ1

肝外側区域切除の話ですが，無事に抄録を投稿しました！　この勢いで，英語論文にチャレンジしたいのですが……。

石ちゃん

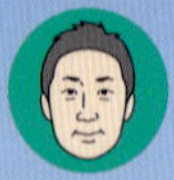

ナイス！　I 先生みたいな気分屋には，まず論文の「ひな型」を作ってみることをお勧めするよ。仮タイトルと，著者名，施設名を書いて，ヘッダーにも先生の名前とページ番号を付けてみるんだ（図2）。

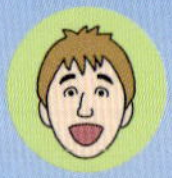

レジ1

おーっ！　何か，論文が書けそうな，いやもう出来上がった気がします！！

石ちゃん

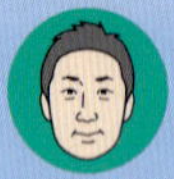

……気が早すぎるけど，まず「その気」になることは大事だね。文字は，Times New Roman というフォントの12ポイントを使うことが多いかな。論文の構成は雑誌の投稿規定に厳重に従う必要があるけど，普通は Title page，

図2 論文のテンプレート

I○○ S, et al. - 1 -

(Original research)

Standardization and variations of laparoscopic lateral sectionectomy of the liver

S○○ I○○, M.D.; Takeaki Ishizawa, M.D., Ph.D.; Yoshihiro Mise, M.D., Ph.D.; Yosuke Inoue, M.D., Ph.D.; Hiromichi Ito, M.D.; Yu Takahashi, M.D., Ph.D.; and Akio Saiura, M.D., Ph.D.

Department of Gastroenterological Surgery, Cancer Institute Hospital, Japanese Foundation for Cancer Research

Abstract, Main text（Introduction, Methods, Results, Discussion），Acknowledgement（謝辞など），Reference（引用文献），Figure legend（図の脚注），の順でテキストファイルを作成し，表や図は別ファイルで用意するスタイルだと思うよ．

レジK

先生の昔の原稿を見ると，行と行との間が空きすぎていて，紙も多く必要だし，ちょっとエコじゃないですよね？

これはdouble spaceといって，今でも投稿規定でそう指示している雑誌が多いと思うよ．昔は，いや今でも，プリントアウトした原稿に直接コメントを書き込む先生や査読者が多いんだ．行間が詰まっていると，書き込めないでしょ？

石ちゃん

レジI

ルールには意味があるんですね．

小学生みたいなこと言わない！　雑誌側のルールだけでなく，描き手側にもルールがあるべきで，これは所属する施設によって，あるいは専門領域によって多少違うかもしれないけど，自分なりの「論文執筆ルール」を作っておくといいよ．参考までに僕の「ルール」を並べておきます（**表2**）．

石ちゃん

レジG

学会抄録のポイントと似てますね．

抄録は論文のミニチュア版だからね．まず初めに強調したいのは，学会抄録を書くときと一緒で，「ホシを洗う」検索作業を徹底的にやりなさい，ということ．抄録と違って，論文では参考文献を記載するスペースが十分にあるんだから，自分が発表する技術に前例や類似の報告があったら，無視しないで正直に引用しなくてはいけない！　悔しいかもしれないけど，人間が考えることはだいたい同じだから，たいていの場合は何かしら既報があるはずだよ．それを省略することは，自分の不勉強さか，あるいは見栄っ張りな気持ちを末代まで記録に残す作業に等しいから，どちらにしても恥ずかしいことだと胸に刻んでおいたほうがいい．

石ちゃん

コラム2

レジ1

珍しく熱くなってますね。抄録を作るときに,「背景/目的と考察/結論,方法と結果とを完全対応させること！」と教えてもらいましたが,これも論文作成に当てはまりますか？

石ちゃん

もちろん！ 図1 (p.20) の [結論] を [Discussion] に置き換えてね。まず,イントロの意義は「問題提起」です。「ホシ」についてこれまでにわかっていること,未解明で議論されていること,自分たちの仮説,今回の検討のどこが「新しい」のか,を淡々と記載します。考察ではこの問題提起を受けて議論を展開するわけです。逆に,考察したいことがあるならイントロで問題提起しておくべきだよ。

レジ1

「一人ツッコミ」ですね！

石ちゃん

お笑いでも「ツカミ」が大切でしょ？ 読者は普通イントロから読むんだから,その分野に詳しくない人でもわかるように,興味をもってもらえるように書くことが大事です。

表2 英語論文作成のポイント

Title：研究内容を端的に示す。
Authors：共著者の名前と順番を確認。
Introduction：研究テーマを取り巻く過去・現在の状況,テーマの重要性を解説し,問題提起。先行研究は必ず引用する。
Methods：調査対象を,母集団から順に明示。他者が再現できるように技術の詳細と検討方法を記載。
Results：Methodsの項目と完全対応。
Discussion：Resultsの材料を使って考察する。あるいは,過去の文献を十分に引用して推論する。
Conclusions：問題提起に1,2文で回答する。
その他の原則：
- 1つの段落で言いたいことは基本的に1つだけ。
- 段落や文節内で「だから (because)」や「しかし (however, although)」を2回以上使うのは避ける。
- 各段落のKey word, Key sentenceを抜き出すだけで論旨が滞りなく理解できるように心がける。
- Discussionの冒頭で結果をサマライズすると有効。
- 研究の限界は記載するが,解決策も提示する。
- 研究倫理規定に従っていることを明記する。

論文作成のキホン

レジG

先生は以前，まずMethodsとResultsから書いてみたら？とおっしゃっていましたが。

石ちゃん

だって本来，Methodsは論文執筆前から書けるはずでしょ？ 基礎実験と同じで，臨床でも，第三者が読んだときに調査法や治療手技，統計解析を再現できるように書くことが一番大事。Resultsは，Methodsに記載した調査項目の一つ一つに対して，淡々と結果を記載するだけです。Resultsだけで4ページ以上になるような原稿は査読者や読者を憂鬱にするので，不要な項目は断捨離したり，表や図を上手に使ったりする工夫をしてください。

レジI

先生は淡白な人なんですね。気合いの入ったテーマでも，「淡々と」考察できるんですか？

石ちゃん

思い入れのあるテーマほど枯れないといけません！ つまり，自分がResultsに書いたデータから論理的に導けないことは主張してはいけないのです。どうしても地球の真ん中で叫びたいことがあれば，考察で過去の論文からサポートデータを十分に引用するなどして，慎重に論理を組んでいかないと。

レジK

ようすけ先生からは，研究の限界もしっかり書くように言われています。淡々と，しかも自分の欠点まで記載するなんて，気が滅入りますし，論文書くのがつまらなくなりそうですね……。

石ちゃん

謙虚に限界を書くのは確かに大事だけど，卑屈になる必要はないんだよ。コツとしては，「こういう限界があるけど，将来こうしたら解決できるかもしれない」という書き方はどうかな。ほら，ちょっと前向きになったでしょ？ 限界はどんな研究にもあるんだから，「この狭い領域では自分が世界一の専門家だ！」という自信を失わずに。

レジI

流れはわかりましたが，いきなり英語で書くのってキツいですよね……。

石ちゃん

僕も含めて，日本人がいきなり完璧な英文なんて書けないんだから，細かい文法を気にするよりも，場合によっては日本語でもいいから文章の大枠と図表を作って上司に見せることをお勧めします。普通はその先生が論文の2nd authorになるよ。著者の並び順には「大人の事情」もあるので，勝手に考えずにこれも上司に相談しましょう。原稿がまとまったら，必ず自分の部署の「ラ

33

> スボス」の確認と指導を受けること．当たり前だけど，投稿前には，すべての共著者が論文の内容を承認していることが必要です．

図3 論文指導の例

INTRODUCTION

Liver resection has been a mainstay in the treatment of hepatocellular carcinoma (HCC) in patients with well-preserved liver function. Thanks to the remarkable advances in diagnosis, surgical techniques, and perioperative care, liver resection now provides a good survival rate of exceeding 50% at 5 years with operative mortality as low as 5%.[1,2] However, too high a recurrence rate more than 70% at 5 years[3-12] remains the major drawback in liver resection. One of the most significant predictors for recurrence is the number of tumors.[4,6,13,14] The previous reports showed that the 5-year disease-free survival rates after resection for multiple HCCs were 0-26%, which were lower than those for a single (31-46%).[6,8,10,11] The surgical indication for multiple HCCs is not established.

The degree of liver damage is another significant prognostic predictor after resection for HCC. Barcelona group[13] and some Western authors[15-17] have recommended that portal hypertension (PHT) is assessed before surgery, which is defined by hepatic venous pressure gradient ≥ 10 mmHg, or by clinical findings including esophageal varices or splenomegaly with platelets count < 100,000/μL.[18,19] They advocate that liver resection is contraindicated for HCC in patients with PHT, because of high risks of liver decompensation after surgery, which would occur in more than two-thirds of such patients and the poor 5-year survival rate less than 50%.[18] In contrast, PHT is not regarded as important in the Eastern.[1,2] The surgical indication for HCC associated with PHT also remains controversial.

レジK
ラスボスの「指導」って，憂鬱です……。

石ちゃん
どの世界でもボスの指導は厳しいけど，第一人者に直接指導してもらうことは貴重な経験だから，前向きに考えてクリアしてください！　……と今だから言えることかもしれないけど，参考までに僕が受けた「愛のある厳しい指導」例を見せるよ（**図3**）。

レジI
怒りにも似たコメントが，double space じゃ足りないくらいに行間に溢れていますね……。

図3　つづき

結果にないことを討論するな!!

-13- Ishizawa T, et al.

結果にあるか？

results.[31] In the present study, second resection could offer satisfactory overall survival after the diagnosis of recurrence for patients with primary multiple HCCs (73% at 3 years) as well as for those with a primary single (79%).

(Fig 3)　Fig 3は初回手術の話しか？？

One of the problems was the lower second-resection ratio in patients with recurrence after surgery for primary multiple HCCs (22%) than in those with a primary single (41%). Because the selection criteria for the second resection are the same of those for the primary, the lower ratio of the second resection would be due to the worsen tumor- or liver function- related factors. The characteristics of recurrent HCC were similar in this study, which indicated that deteriorated liver function at the diagnosis of recurrence would be the main obstacle for the second resection. Indeed, the overall survival rate was poor in the Child-Pugh class B patients with multiple HCCs (after the first liver resection) (their 5-year disease-free survival was 0%). Thus, a case associated with multiple HCC and Child-Pugh class B would not be a good candidate for liver resection.

まぁ表現方法は別にして，どれも有意義なコメントだということはわかるでしょ？　この後，必死に書き直して，最終版の原稿を教授にお見せしたんだけど……，なんとまったく新しい評価項目を追加するように指令されて，また500人近い患者さんのカルテを調べ直す事態になったんだ。まだ紙カルテの時代だから，倉庫に閉じこもって，ほとんど徹夜で作業したなあ。ただ，こういう修正を通じて原稿は必ず良いものになる。付け加えるなら，この論文では，当時の准教授から「タイトルがつまらないから，もっとアピールするものに変えなさい」とアドバイスをもらったんだ。それで，「Hepatic resection for hepatocellular carcinoma in patients with multiple tumors or concomitant portal hypertension」という，やや淡白なタイトルから，「Neither multiple tumors nor portal hypertension are surgical contraindications for hepatocellular carcinoma」に変更して，この論文が「多発腫瘍や門脈圧亢進症への肝切除を推奨していない」国際ガイドラインへの問題提起であることを明確にしたんだ。最終的には『Gastroenterology』という権威ある雑誌に採択されたんだけど[2]，タイトルの修正がかなり効果的だったんじゃないかな。実は本文も，先ほどの師匠にかなり修正してもらったから，僕が貢献したことと言えば，若気の至りで一番上のjournalに投稿してしまったことくらいかもしれないね……。

「大」昔話，ありがとうございます！　それで，仮に原稿が書き上がったら，次はどうすれば……？

せっかちだね，料理番組じゃないんだから……。では，次のコラム（p.43）で投稿から採用までの流れを確認しよう。

文献

2) Ishizawa T, Hasegawa K, Aoki T, et al: Neither multiple tumors nor portal hypertension are surgical contraindications for hepatocellular carcinoma. Gastroenterology 134: 1908-16, 2008.

I 基本手技についての Q&A

4. 止血の方法と注意点は？

レジデントの悩み　ようやく術者として手術できる機会が増えてきましたが，出血のときに手が固まってしまい，前立ちのスタッフに助けられた挙句，そのまま術者チェンジ……ということがまだあります。たぶん，出血の状況に応じて止血の方法を使い分けられないからだと思います。鑷子でつかんで電気メスで焼く簡単な方法から縫合止血までいろいろありますが，出血シーン別の対応法を教えてください。

ディスカッション

　石ちゃん　今回は，場面別にビデオを見ていこう。早速，静脈出血から。

静脈からの出血

　レジG　上腸間膜静脈の周囲からじわじわ出血している場面です（Video 18）。ここではバイポーラーで止血していますが，このように出血点がはっきりしないときの止血法は何がベストでしょう？

　部長　出血対応の基本は「止血点を確認してピンポイントで止血する」こと。このビデオではまず「出血点がはっきりしない」ことが問題だと思う。

　祐くん　出血点を見極めるには，吸引の使い方も大事だよ。静脈出血の原因は「穴が開いた」か「小血管が引き抜けた」かのどちらかだから，状況を予想し

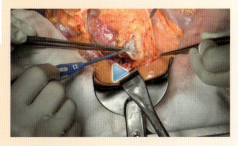
SMVからの出血例

37

ながら，ときには術者が自分で吸引管を操作して出血点を確認することが大事だね。

レジK 第2助手の立場から吸引する場合，どこまで自己主張してよいか，判断が難しいんですけど……。

祐くん 術者と助手とのパワーバランスにもよるけど，信頼関係があれば，出血点の近くまで吸引管を持って行って，術者の視線を妨げないように吸引してあげるのがよいと思う。慌てて吸引管を突っ込んで被害を拡大させるのはNGだよ。

石ちゃん バイポーラーを使うなら，完全に組織をつまんでしまうと通電しないから，少し先端を開けて「隙間」で止血するように。まわりを十分に吸引しないと止血力が落ちるよ。1, 2回通電しても止血されない場合は違う方法に切り替えないと，「出血戦線」を拡大させてしまったり，まわりの臓器を熱損傷させたりすることがありうるから気を付けて。

レジI 標本側から出血した場合は……。

部長 取り側なら電気メスでしっかり凝固してもいいけど，ザクッと針糸をかけて吊り上げてから，Z縫合や連続縫合で閉じてしまったほうが早いことも多い。

レジG 次は膵上縁で#8aリンパ節を郭清するときに出血したシーンです（Video 19）。リンパ節が割れて，出血しています。

部長 正直，ここはよく出血する所だね。リンパ節に近づいて切り込むとよけいに出血するから，リンパ節の輪郭を想定して，遠めから剥離するように。注意すべき血管は左胃動静脈と総肝動脈だけだから，それ以外の組織はLigaSure™などのデバイスで処理してもかまわない。

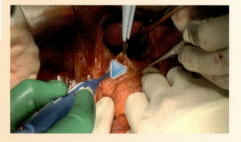
Video 19 #8aリンパ節からの出血例

祐くん ここらの出血は大事には至らないことがほとんどだから，完全に止血することにこだわらないで，出血部位をガーゼで圧迫しながら違う場所の剥離を進めるのも一手だよ．

レジI もう少し難しい場面のビデオを用意しました．肝門部の操作で，門脈の奥，おそらく尾状葉枝から出血しているシーンです（ Video 20 ）．

祐くん これは視野が悪い場面だね……．よく見ると，主に標本側の門脈断端から出血しているのかな？ 僕だったら，まず門脈側を先に縫合止血して安全を確保する．次に標本側．取り側は電気メスで焼いても何してもいいからね．

部長 門脈も含めて静脈系は，損傷した小枝が中途半端に残っていると穴が広がってよけいに出血するから，静脈壁を完全に切り離してから止血するほうが効果的なことが多い．

レジG これは右肝切除のビデオです（ Video 21 ）．肝離断中に中肝静脈の小さな穴から出血していますが，こういう場合は針糸をかけるべきでしょうか．あるいは，電気メスの凝固でも大丈夫ですか？

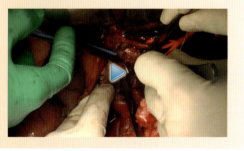
Video 20 門脈尾状葉枝からの出血例

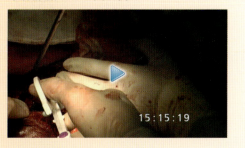
Video 21 中肝静脈からの出血例

Ⅰ　基本手技についての Q&A

部長　穴の大きさによるよ。このビデオでは，まず，出血点周囲の肝離断が不十分だから中肝静脈にテンションがかかってしまっている。これが問題だね。この状況では針糸をかけても，電気メスで焼いても静脈が裂けてうまくいかないことが多いよ。出血点周囲の肝離断をもう少し進めて，静脈の走行を確認してから止血に移ったほうが安全だと思う。

レジK　でも，実際に肝静脈が「股裂け」状態になって出血点が広がってしまったときに打開策はあるんでしょうか。出血点が肝静脈の根部に近づけば近づくほど出血量が増えていくので，とても焦ります……。

部長　まずは流入血がきちんと遮断されているか確認する。小網から副左肝動脈が入っていることもあるから，その場合はこれもクランプする。そのうえで，出血している肝静脈の根部をクランプすると，出血がコントロールできるよね。

祐くん　肝離断の一番深いところで出血していると止めるのが難しいから，いったん出血部位に止血綿やガーゼ充填しておいて，出血点の「天井」にあたる肝実質を離断するのも一手だよ。

部長　出血点を押さえながら肝離断を進める方法が通用するかどうかは肝臓にもよるね。正常肝ならうまくいくけど，硬変肝ではもともとの凝固障害があるし，硬い肝実質に引っ張られて血管が裂けやすいから，こまめに止血しながら離断を進めていかないと，だんだん出血が制御できなくなるときもあるんだよ。

石ちゃん　では，そろそろ動脈からの出血に移りましょう。ビデオを出してください。

動脈からの出血

レジG　では，膵頭十二指腸切除で，上腸間膜動脈周囲の神経叢を郭清しているときに，IPDAから出血したシーンです（**Video 22**）。IPDA根部の小枝から出血しているようです。

IPDA：下膵十二指腸動脈

レジⅠ　このビデオでは上腸間膜動脈をクランプして出血をコントロールしていますが，どのくらいの時間クランプ可能ですか？

4. 止血の方法と注意点は？

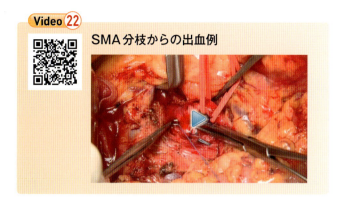

 部長 経験的には，上腸間膜動脈は30分クランプしても大丈夫。周囲の神経叢が残っている場合には，上腸間膜動脈からIPDAの出血点まで「首」があることになるから，神経叢に5-0や6-0非吸収糸をかけて止血できる。

 レジK この症例は神経叢を剥離しているようですが……。

 部長 SMA神経叢を剥いている場合は特に止血が難しくなるよ。ただし，鋭的に神経叢を剥いていれば，出血点はきれいに確認できる。そして，動脈壁に垂直に針糸を刺入し，出血点の穴から一度出し，再度動脈壁にかけて単結紮する。

SMA：上腸間膜動脈

 石ちゃん 最後にもう一つビデオがありますか？

大血管からの出血

 レジI はい。静脈に戻りますが，肝授動で右副腎静脈を処理する際にIVCに亀裂が入り，大出血しています（Video 23）。代々伝わる古いビデオで，幸いこのシーンの後に無事止血されたようですが……心構えも含めてコメントをお願いします！

IVC：下大静脈

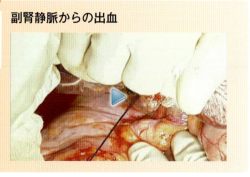

41

I　基本手技についてのQ&A

部長　これは焦るね……。だけど，まず，前立ちは焦ってよけいな動きをしないこと。全員が焦ってしまい，バラバラの動きをするのが一番危ないからね。術者はとにかく圧迫止血を試みる。その間に人を集める。そして，何が起きたか，止血のための視野をどう作るか，冷静に考える。この場合，必要なら開胸も加えて十分な視野と術野を確保して，できれば出血点の頭尾側でIVCをクランプしたい。IVC尾側を手で押さえたり，クランプしたりするだけである程度出血は減らせる。この状況で，どちら側でもよいので出血点周囲のIVCにしっかり針糸をかけ，吊り上げることができれば，連続縫合で止血することができると思う。

レジK　ビデオを見るだけで血圧が上がりますね，患者の血圧とは反対に……。

部長　止血ができてこそ手術を任せることができるわけだから，目をそらさずに止血法をマスターする必要があるよ。出血対処の基本は，血管の種類にかかわらず，「出血点を確認する」こと。これは，出血点だけでなく，周囲の解剖を確認することも含んでいる。これを意識しないでやみくもに止血にいくと，針糸をかけるにせよ凝固するにせよ，周囲にある「まだ見えていない血管」を損傷させてさらに出血させたり，虚血を引き起こしたりするからね。技術的にも，精神的にも，「大人の対応」ができるようになってください。

- 出血点を見極めて止血ができてこそ，手術を任せることができる。

おさらいPoint!
- 止血前に出血点を確認する。
- 圧迫止血しつつ，確実に止血できるようにまわりの状況を整える。

コラム3

学会発表をしよう！ 論文を書こう！ その❸
論文投稿からAcceptまで

レジI

ぶっちゃけ，EditorとかReviewerの役割からしてわからないのですが……。

石ちゃん

小学生かっ！とまた言いたいところだけど，正直，僕も初めは知らなかったよ。Editorは雑誌の編集責任者のことで，外科系の雑誌なら普通は権威ある外科医が務めています。投稿された原稿はまずEditorに集められて，そこで「雑誌の方針に合致しているか」，「査読に値する原稿か」審査されます。ここで却下されると，"editorial kick"といって，速攻"reject"の返事が届くよ。

レジK

そんなワンツーリターンみたいのが返ってきたら，ショックで次のパスが出せません……。

石ちゃん

どこまでも悲観的だね。査読の時間をかけずに却下してくれるというのは，すぐ次にチャレンジできるという意味では有り難いことでもあるんだよ。粛々と再投稿すべし。ただし，Reviewerのコメントが付いている場合には，できる範囲で対応しておくこと。また同じReviewerに当たることも多いからね。念のために言うけど，「二股をかける」ことは論文投稿の世界でも厳禁だからね！

レジI

そのReviewerというのはいったい誰ですか？ ミシュランの覆面調査員のような……。

石ちゃん

確かに似ているね。Editorが「査読に回す価値あり」と判断した原稿は，何人かのReviewer，つまりその領域に精通した査読者に送付されます。Reviewerは研究の意義，論述の妥当性などを評価して，普通は2週間以内にEditorに結果を返送することを求められます。ミシュランの調査員はどうなのか知らないけど，論文査読の作業は基本的に無報酬で，日常診療をしながら期限内に返答するのはけっこうきついけど，査読者はみんな「お互い様」の

コラム3

意識で引き受けているんだよ。だから，誤字脱字の類や，さっと読んで意味不明な原稿なんて良い点数が付くわけないよね。

レジI

「立ち読み」でレジに持って行ってもらわないといけないわけですね。

Editorはレジ係ではないけど，Reviewerたちの意見を総合して，場合によってはEditor同士で相談して，その原稿の処遇を決定します。通常，そのまま"accept"ということはなくて，その見込みがあっても，軽微な修正をした後にaccept(minor revision)または大幅な修正をした後に再検討(major revision)という返事が届きます。見込みがない場合は，reject。

石ちゃん

レジI

なんかプロポーズの返事みたいですね。

プロポーズ中なの？ オトナの性格を修正するのは難しいけど，原稿はすぐ直せるから，revisionの返信をもらったら，Reviewerたちの質問事項に対して一つ一つ，誠実に，丁寧に回答する返書を作って，修正版の原稿と一緒に再投稿します。一般的に，この過程は上級誌，つまり信頼度の高い雑誌ほど大変です。前回紹介した論文の場合，実は『Gastroenterology』から届いた初回の返事は"reject with hope"という，見たこともないタイトルだったんだ。たぶん，Reviewerの一人が，対峙する国際ガイドラインの作成責任者だったんだよね。彼は論文タイトルの変更まで要求してきたんだよ。それから原稿を4回修正したから，最終的には元の原稿の3倍くらいの英文を書く必要があったよ。

石ちゃん

レジG

インパクトファクターの高い雑誌に載るのはそれだけ大変なんですね。acceptされるコツってあるんですか？

まずは雑誌選び。自分の研究を「どんな読者に知ってほしいか」考えてみよう。肝胆膵外科医だけ？，消化器外科医まで広げる？？，内科医や研究者にも読んでほしいのか，とかね。インパクトファクターの話が出たけど，20点以上の権威あるjournalと比べたら，外科系の雑誌はどれも1桁台なんだから，数点の違いなんて若い先生がこだわる必要ないと思うよ。「どこかの英文誌に収載されて世界中の人が参照してくれる」という事実が大事です。載らなきゃ0点なんだから。

石ちゃん

44

論文投稿からAcceptまで

レジK

世の中こんなに専門化と細分化が進んでいるのに，EditorやReviewerは自分の研究の価値をちゃんと理解してくれるんでしょうか？

石ちゃん

だからこそ査読システムがあるんだけど，確かにその懸念は残るね．僕たちにできるのは，まず投稿のときに添付する"cover letter"で，自分たちの研究の意義をしっかりとアピールすること．日本人的な謙虚さは不要です．もう一つ大事なのは，Reviewerを指名すること．あからさまに自分たちの仲間，例えば「共著者ではないが実は直属の教授」のような先生を指名するのは反則だけど，自分たちと同じポリシーをもつ他施設の責任者を推薦すれば，科学的な公平性を保ちつつも好意的な視点で査読をしてくれると期待できます．結構な確率で指定した査読者に原稿が回るから，この過程は無視できません．

レジI

逆に，自分たちの「政敵」みたいな先生を査読からはずすようにお願いすることもできるんですか？

石ちゃん

きちんとした理由を述べたうえで，明らかに反対のポリシーを採用しているグループを査読者にしないように依頼できる雑誌もあるけど，僕自身はまだこのシステムを使ったことはないなぁ．

レジK

そんなに苦労して英語論文を書く意味ってなんなんでしょう？　僕は大学教授を目指しているわけではないし，手術がうまくなれば正直それで満足なんですけど……．

表3　論文投稿のポイント

- 読者層を想定して雑誌を選ぶ．
- Cover letterで研究の意義をアピールする．
- 原稿を読んでほしいReviewerを吟味して指定する．
- 投稿ボタンのクリック前に必ず原稿PDFを最終確認．
- Reviewerのコメントはどれも無視せず，一つ一つ，誠意をもって回答する．
- Rejectされても落ち込まず，原稿を改善して粛々と次の雑誌に再投稿．

45

石ちゃん

僕はかつての教授，あの原稿に闘魂注入していただいた先生の退官記念講義を裏方で聴いていて，音量調節の作業に支障が出るくらい強く感銘を受けたことが忘れられない．その先生は，若いころから論文を書きまくっていたから，周囲からは「名誉欲にかられたやつ」と白い目で見られることもあったけど，それは違うんだ，と．どんな外科医も「医学者」である以上，自分の技術や成績はオープンにして世の中の評価を仰ぐ責任があるし，本当に「良い技術」を確立したなら，すべての患者がその恩恵に浴するように，世界中の医師に知ってもらう必要がある．それをしないのは単なる「不作為」で，「道徳的怠慢」だ，と断じていた．……そういうことだと思うよ，自分はまだまだ追い付けないけど．

Ⅰ 基本手技についての Q&A

5.「ずれない」ドレーン留置のコツは？

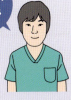

レジデントの悩み　この間の膵体尾部切除で，あれほど気を付けてドレーンを入れたのに，翌日のX線写真ですでに位置がずれてしまっていて，合併症につながらないかドキドキしました（図1）。幸い膵液瘻は起きずに退院しましたが，ドレーンが術後管理の「命綱」になることもありますよね？ ドレーンを使うからにはベストポジションに留置したいのですが，気を付けていることがあれば教えてください。

ディスカッション

部長　まず，ドレナージチューブの種類と特徴を理解することが大事だよ。がん研では主に3種類のドレーンを使っているよね。まず，術後のインフォメーションとして留置するときは径が小さくてもいいので6.5Frのクローバードレーン®。しっかりドレナージを効かせる必要があるときは8mmスタンダードプリーツドレーン®。ドレーンの先端で組織を傷付けることなく，広い範囲のドレナージを行いたいとき，例えば膵頭十二指腸切除術後のウィンスロー孔ドレーンなどには，必要な長さまで切れ込みを追加した8mmのソフトプリーツドレーン®を使っている。どのドレーンにも言える大原則は，皮膚の刺入部から先端までが「一直線」になることであって，毎回手術直後のレントゲン撮影で確認するように言っているよね。

図1

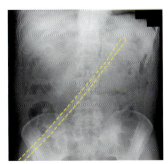
術後0日

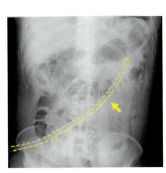
術後1日
すでにドレーン（矢印）が跳ねかけている。

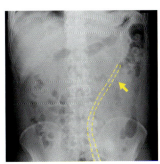
術後4日

47

I 基本手技についての Q&A

石ちゃん　昔，某大学病院では，曲がったドレーンを入れ直すためだけに「再手術」を命じられたこともあるんだよ．重大な合併症を防ぐためには，そのくらいドレーンの位置や角度に気を使いなさい，ということだね．

レジK　がん研でも，毎回X線写真を見る前に緊張しますよ……．「一直線」にするための，具体的な手順を確認させてください．

みせっち　部長から教わった方法だけど，まずKocherで筋膜を把持して腹壁を正中に寄せて，閉創したときの皮膚と臓器の位置関係を想像してドレーンの刺入部を決める．切開は皮膚割線にこだわらず，ドレーン先端の方向に合わせて切ると，固定部で急に立ち上がってしまうことが防げるよ．リスターで腹壁を貫くときも，腹壁に垂直ではなく，あくまでドレーン先端の方向に向けて十分に筋膜を広げておく．少し深めに入れておいて，ドレーンを固定するときに少しだけ引き抜くようにすると，先端の屈曲が防げるよ．

祐くん　閉腹の糸を縛るときに，腹壁を天井の方向に引き上げないことも大事だよ．せっかく良い位置に入っていたドレーンもずれてしまうから．

レジI　入れるときにすでにずれているのは「論外」として，術後しばらくしてドレーンが「跳ねて」しまう原因はありますか？

石ちゃん　確かに，この間I先生が閉創した膵体尾部切除でも膵断端のドレーンが「跳ねて」苦労したよね……！

部長　ドレーンがずれる原因の第一は横行結腸だよ．大腸を乗り越えるようにドレーンが入る場合，術後には大腸に空気が入って蠕動することを想定しないと．そうじゃないと，少しずつドレーンが患者の左側に押し流されて，膵断端から「バイバイ」してしまう．

ようすけ　膵体尾部切除の場合，右側の大網の切開が不十分でもずれやすくなるよ．ドレーンが大網の右端に当たっている場合は，大網の切開を追加するべきだね．

祐くん　逆に，あえて大網を貫いて，つまり膵断端に向けてドレーンを大網で固定するイメージで置いてくる作戦もアリだと思う．

レジG　ソフトプリーツドレーンには硬い部分とその先の柔らかい部分があって，柔らかいほうに縦に切れ込みを入れますよね．

5.「ずれない」ドレーン留置のコツは？

部長 その硬い部分の先端を膵断端のすぐ手前に置いてくるイメージで入れているかな.

ようすけ 僕もそうしています．ドレーンの先端を，多少余ってもいいから，脾臓に引っかけるようにしてね．

レジK 膵切離の場所によって，ドレーンの刺入部も変わりますか？

部長 膵を門脈直上で切ったときには，ドレーン刺入部は正中創の右側になることが多いけど，皮膚から膵断端までの距離が最短になることを優先して，刺入部を調節することもあるよ．例えば，膵断端がGDA側に寄ったときには，ドレーンをいつもより右側から入れる，といったようにね．ドレーンが脾動脈などの断端に当たりそうなときには，肝円索で断端を覆って保護しているよ．

GDA：胃十二指腸動脈

レジG 実際に僕が膵断端のドレーンを入れたシーンをビデオで提示します（Video 24）．

部長 合格！ 今まで話した内容がきちんと守られているね．

石ちゃん いったんドレーンを置いてシミュレーションしてから，皮切の場所を決めているところが渋いね．

レジG 次に，ウィンスロー孔へドレーンを留置するときの注意点はありますか？

部長 閉腹した状態を意識してドレーンを「真っすぐ」入れる，という原則は同じだけど，そうすると必然的にドレーンの刺入部は前腋窩線よりも背側になるんだよ．若い先生に任せると，どうしてもウィンスロー孔ドレーンを腹

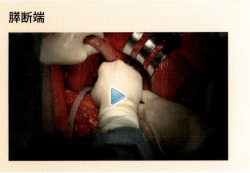
膵断端

49

側から入れる傾向がある．そうすると，ドレーンが長い距離，腹壁を沿ってウィンスロー孔に向かうことになるから，ドレナージが効きにくいし，術後に入れ替えが必要になったときに苦労するよ．

石ちゃん　肝下縁に沿ってドレーンをいったん置いて，そこから真っすぐ最短距離で体表に向かうと，「背中かっ！」っていうくらいの位置になることもあるよ．でも，特に腹囲の大きな患者の場合，このくらい背側から入れないとドレーンがまったく意味をなさないんだ．僕も昔，「手術の日に戻って入れ直したい！」と後悔するほど苦労したことがある．

祐くん　「ドレーンの深さ」という意味では，この場合，ソフトプリーツドレーンの硬い部分がウィンスロー孔の手前にくるように配置するとずれにくいよ．胆管癌の拡大右肝切除の場合は特に難しいんだ．ドレーンが最重要なのに，それを固定する右肝がないわけだから．この場合，腹壁からGerota筋膜の中を通すようにしてウィンスロー孔に誘導することも多いよ．

レジ1　膵上縁や肝離断面にスタンダードプリーツドレーンを入れるときも，基本は「最短距離で真っすぐ」ですか？

部長　そのとおり！

ようすけ　膵上縁ドレーンは，閉創を進めているうちに先端の位置がずれやすいから，正中創から出す場合にはいったん皮膚に仮固定しているよ．その後で腹壁に針糸をかけていって，順番に結紮する．ドレーンの周囲が締まり過ぎるときには，その部分の糸をはずして最終調整をしてください．

部長　膵液瘻のドレナージ不良は「命取り」になることもあるから，少しでも憂いがあれば刺入部の位置を変えたり閉創をやり直したりすることを躊躇してはいけない．

石ちゃん　ラパロのときは皮膚の傷を気にしてトロッカー設置部を生かしてドレーンを入れる傾向があるけど，コスメも安全には変えられない．インフォメーション以上の役割を託してドレーンを留置する場合は，トロッカー腹膜側の出口をドレーン先端に向けて変更することはもちろん，それでも不十分なら，最適な場所に迷わず新しい皮切を追加するようにしています．

レジ1　うちでは，術後2日目にドレーンを2cmだけ引き抜くことがありますが，そのココロは……．

ようすけ　ドレーンを直線化するためと，フィブリン塊による詰まりを防止するためだよ。どんなに良い位置にドレーンを入れても，詰まっていては意味がないからね。

石ちゃん　ドレーン排液が減っているのがほんとに良いサインなのか，「疑いの目」で熱型や血液検査を観察することが大切だと思うよ。

- ドレーンは「最短距離で真っすぐ」に！

- 閉創状態を想定して，一直線となるように留置。
- ウィンスロー孔へはやや背側から留置する。

学会発表をしよう！論文を書こう！
その❹
学会発表のコツと禁忌

レジI

おかげさまで，論文投稿できました！　ネットでワンクリックだから楽勝ですねー。

ネット詐欺と一緒にしないでよ，大事な作業なんだから．僕が研修医だったころは，原稿や写真を何部もプリントアウトして国際郵便で投稿してたんだよ．ギリシャにオフィスのある雑誌に投稿したときなんか，届いたことすら確認する方法がなくて，何カ月も不安だったな……．

石ちゃん

レジI

……さて，以前投稿した学会の発表が近づいてきました．おかげさまで口演に採択されたんですが，予行演習を聞いてもらえますか？

発表時間は何分なの？

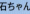

石ちゃん

レジI

えっと……．でもスライドのインパクト勝負には自信があります！

愚かな……．口演発表で一番大事なのは「時間厳守」です．だって，指定された時間内に収まる程度の情報量と，プレゼンする能力が求められているんだよ．研究結果がどんなに素晴らしくたって，数秒でも時間をオーバーしたら，本来「反則負け」です．だいいち，他の演者や司会の先生，学会の運営に大きな迷惑をかけてしまう．

石ちゃん

レジK

ロスタイムはないんですね．何枚でもスライドが使えるし，動画も流せるので，ついつい欲張ってしまいます．

52

石ちゃん

昔は，1枚1枚のスライドを写真店でフィルムに直接現像してもらっていたから，出発の1週間前には資料を完成させなくちゃいけなかったし，会場では映写機にスライドを充填していたから，1回の発表で使える枚数も，カートリッジに入る10枚くらいに決まっていたな……（遠い目）。

レジI

また「大」昔話ですか……．でも発表時間を守るように気を付けます。今回は5分でした。スライドの作り方で気を付けることはありますか？

石ちゃん

プレゼンテーションで使うソフトが進歩した現在も当てはまるかわからないけど，その「大昔」に教えてもらったルールをベースに，僕が考える基本事項をまとめておきます（表4）。先生のスライドでいうと，まず文字のフォントが小さすぎるよね。特に参考文献の記載はゴマ粒みたいだけど，みんなに読ませる気，あるの？　ポスターと違って，読めない記載なら意味ないから削除しなさい。あと，アニメーション機能を使って，箇条書きの項目が順番に表示されるようにしてるけど，初めから全部の文章が表示されていたほうが，聴衆が自由に読めるからいいんじゃないの？　文章の改行は，ソフトに自動でやらせるんじゃなくて，人間の意思で，つまり言葉の区切りに合わせてEnterキーを押して改行しなさい。最悪なのは，データの異常値を赤字にしていること。暗い背景の上で赤字を使うと，パソコンのモニターではよく見えても，会場のスクリーンに映すと逆に目立たなくなってしまうんだよ。こういう注意点を一言で述べるなら，「すべては聴衆のために」スライドを作りなさい，ということ。

レジI

確かにちょっと自己満足だったかもしれません……。

表4　スライド作成のポイント

- 「聴衆第一」。
- 研究内容に無知でも理解できるように配慮。
- 大きな文字で。読めない表記は記載の価値なし（ポスターとは違う）。
- カギ付きフォントは避け，ゴシック体を選択。
- 文章の途中で改行しない。
- 文字色と背景のコントラストに注意（特に赤字）。
- 時間内に伝達できる分量に断捨離。
- アニメーション機能は効果を見極め慎重に。
- 聴衆を向いてプレゼンできるように工夫（スライドを読み原稿に使わない）。

コラム 4

レジG

発表の仕方で先生が気を付けていることはありますか？

石ちゃん

まぁ，そういう僕も実は反省ばかりだけど……．まず「挨拶」，そして「今まで知られていること（背景と目的）」，「今回調べたこと（方法）」，「今回わかったこと（結果）」，「問題点」，「今回の調査から導ける結論」を端的に言えるようにすること．時間に入りきらない説明は思い切ってポイして，質疑応答で対応できるように準備する．

レジK

もちろん何十回も発表の練習をして臨むのですが，本番ではいつもロレツが回らなくて……．

石ちゃん

1,000本ノックも大事だけど，どうしても前半ばかり繰り返して，一番大事な後半部分の練習がおろそかになりがちになるから気を付けて．発表原稿を暗記するのは当然だけど，「お笑いコンテスト」じゃないんだから，多少「噛んで」も，しっかり聴衆のほうを向いて堂々とプレゼンすることが大切です．「勝ちたいんや！」ではないけど，「伝えたいんや！」という気持ちを前面に出してやってみよう．英語の発表では特にね．

レジK

英語なんて憂鬱すぎて演題を取り消したいくらいです……．

石ちゃん

外国のドクターも，実は英米人以外は，必ずしも英語をペラペラ操れるわけではないから，日本人が臆することはないよ！……（と自分を励ます）．自分の印象では，一語一語の発音よりも文章の抑揚のほうが大事な気がするけど，ここでも「丁寧に伝えること」を大事にしたいね．良くないのは，「私は英語が苦手なのでアイムソーリー……」と，初めに弁明してから発表を始めること．日本人以外でこういう口上を聞いたことがないし，「練習不足なんだな」と冷笑されるだけだよ．どうしても不安なら，セッション前に司会の先生に挨拶して，あらかじめサポートをお願いしておけば，質問のときに多少配慮してくれるかもしれない．

レジG

発表は練習すれば何とかなる気がしますが，いつも質問にうまく答えられなくて．

レジI

英語じゃなくて日本語でも，ついその場しのぎで答えちゃうけど，終わってから「あーっ，こう答えればよかった！」って後悔するよね．

学会発表のコツと禁忌

石ちゃん

あるある！……って僕の歳で言っちゃいけないかな。正直，もっと良い回答が後から思い浮かぶことはいくらでもあるけど，自分の施設を代表して壇上にいるんだから，適当に答えてお茶を濁すのだけは全力で回避して！　わからないことは「わかりません」と正直に言うこと。

レジK

先生が何か気を付けていることはありますか？

石ちゃん

最近は，答える前にまず一息ついて，「この先生は何を聞いているんだろう？」と心の中で質問を繰り返すようにしているよ。子供を叱るときと同じだね，どちらも実行は難しいけど……。あとは，やはり発表前に「想定質問」，つまり自分が第三者の立場で発表を聴いたら何を質問するか，どんな意地悪問題でいじめちゃおうかな，とか，いろいろ想像して回答を用意しておくこと。特に英語のときは，多少ニュアンスが違っても，用意した回答例に落とし込めることが多いから，「無言で立ち尽くす」ことは避けられると思うよ。

レジI

わかってきました！　じゃ，フロアから質問がなかったら「完璧な発表だった」ということで，お寿司屋さんで祝勝会してくれますか？

石ちゃん

全然わかってない！！　基本的なミスを指摘されるのでなければ，質問を頂戴するのはむしろ「喜ぶべきこと」です。だって，自分以外の施設の先生たちと直接意見交換して，自分たちの方法を試してもらったり，逆に自分の手技や研究を改善するのに役立てたりすることが，論文だけでは得られない，学会発表の最大のメリットでしょ？　そもそも，ディベートやコンテストのセッションでなければ，学会発表は「勝ち負け」じゃないし。

レジG

もし質問ゼロだったら「不戦勝じゃなく，不戦敗か？」と逆に反省するべきなのかもしれませんね……。

石ちゃん

他の先生の発表に「質問する」ことも大切な勉強です。質問者の知識と洞察力が，みんなの前に晒されるわけだからね。……というわけで，今度の学会はI先生が時間内にきっちりと発表を終えて，しかも他の演題に気の利いた質問ができたら，「回転するご飯」をいくらでもご馳走するよ！

55

Memo

II

肝切除の
Q&A

Ⅱ 肝切除のQ&A

1. 右肝授動の手順は？

レジデントの悩み　外側区域の授動は自信をもってできますが，術者として右肝を授動するときには戸惑う箇所もまだ多く，思ったより時間がかかってしまいます。逆に，前立ちだと両手で把持する肝臓の奥で何をやっているのか，術野が見えません……。右肝授動について，注意点やコツがあれば教えてください。

ディスカッション

レジG　まず授動の範囲について目安はありますか？

部長　右肝切除の場合，IVCの前面を予定離断ラインの1cm奥まで授動しておいたほうが，肝離断しやすい。甘めの右肝切除であれば，IVCの真ん中まででいいと思う。

IVC：下大静脈

レジI　具体的な授動の手順とコツを教えてください！

部長　右肝授動の順序として，前立ちが右手で肝下面を頭側へ上げ，左手で右腎を押さえるように肝腎間膜を張り，そこから剝離を開始する。このとき，内側でIVCを見ておくこと。その後，右冠状間膜を剝離して，頭側→外側へ剝離を進める。

祐くん　最初のところ，僕は自分の左手で肝下面を上げているよ。そのほうが，剝離部位のテンションが自由に調整できる。

ようすけ　右冠状間膜から無漿膜野を剝離するとき，横隔膜を左手の鑷子で持って，肝表面に対して垂直方向に牽引することを意識しています。電気メスは肝表面に沿って弧を描くように動かすと，肝も横隔膜も損傷しないで剝離が進むよ（図1，Video 25）。

部長　手術歴がない肝切除のときには，ある程度「適当」に電気メスを走らせても肝の剝離が進むけど，それでも正しい剝離層，つまり肝臓にも横隔膜にも寄りすぎない「真ん中」のラインをキープすること。そうしないと，横隔膜や肝臓に直接癒着が起こるので，再発して2回目，3回目の肝切除をすると

きに剥離が大変になる。

レジK　前立ちにこういう肝臓の持ち方をしてほしい，という注文はあるでしょうか？

部長　手袋と肝臓の間に4つ折りガーゼを挟んで，滑り止めにする。短肝静脈を処理するときには，肝臓を自分（前立ち）の側ではなく天井の方向に優しく挙上するようにすると，IVCとの間に空間ができて操作しやすい（図2）。

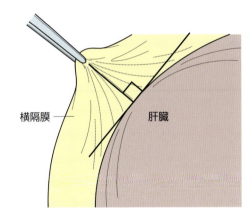

図1 肝表面に対して垂直方向に牽引。

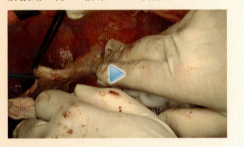

肝授動の際の電気メスの剥離ライン

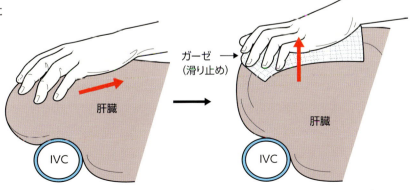

図2 肝臓は腹側に優しく挙上。

肝臓を患者左側に引いているだけなのでIVCとの間にスペースがない。

「滑り止め」をして腹側に持ち上げることでIVCとの間にスペースができる。

Ⅱ 肝切除の Q&A

石ちゃん　大学では,「左側」つまり助手側の鉤の牽引が大事だと教わったよ。

ようすけ　そうそう,特に肝臓が大きい症例のオペだと,左の吊り上げ鉤をしっかり引いて左肝を十分に腹腔内に収納すると,創縁に当たることなく右肝を挙上することができるようになって,術者の視野と作業スペースが開けてくるよね。

石ちゃん　昔,前立ちの位置から覗き込んだら,「見ちゃイカン！」とよく怒られたな。たぶん,挙上する力が緩んでしまったり,大事な場面で視野がブレてしまったりするからなんだろうね。でも確かに第1助手からは見えないことも多いから,進捗状況に応じて,術者が前立ちに適切な持ち加減を逐一伝えるのも重要なのかもしれないね。

レジI　右副腎の落とし方をもう一度確認したいのですが。先日,気を付けていたはずなのに,副腎を裂いて出血させてしまいました……。

部長　まず,右副腎の頭側にあたる部分で,IVCの側壁を十分に確認しておく。次に肝下面の操作に移って,IVCの右横と副腎との間を丁寧に剝離して頭側に向かってスペースを作っておく。そうしたら,左手の親指と中指で副腎と肝臓の間をつかむように持ち,IVC右壁に沿って中指に向かってケリーを通す。2-0 Vicryl®を通して外科結紮を作っておき,その糸を引きながら副腎と肝臓の間を電気メスで切離すると,副腎静脈が含まれていた場合でも副腎側をすぐに結紮して止血することができる。実際には,出血しなくても,ある程度副腎が薄くなったらこの糸を結紮してしまうことが多い（ Video 26 ）。

祐くん　肝下面の操作で,IVCの横っ面をしっかり出すことが大事だと思うよ。怖がってIVCから離れると,ケリーが通しにくくなる。

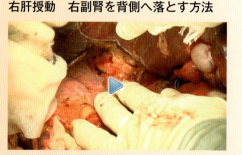

Video 26　右肝授動　右副腎を背側へ落とす方法

1. 右肝授動の手順は？

レジK 出血してしまった場合はどう対処するのが正解ですか？ 出血に勢いがあって焦ります……。

部長 そういうときは，剥離の途中で止血しようとするよりも，副腎を肝臓から落としてしまってから縫合止血を行ったほうが確実。そうしないと，副腎がどんどん裂けて事態が悪化してしまう。副腎が後腹膜側に落ちれば，気持ちも落ちついて，4-0 Prolene®などで連続縫合止血できる。

レジI 短肝静脈の処理はどうやっていますか？ ここはスタッフによって若干違う気もしますが……。

部長 静脈の太さや「首」の取れ具合で処理の仕方を変えるべきだけど，ある程度太い静脈は，肝臓側を結紮してからIVC側を連続縫合することが多い。その際，糸は5-0 Prolene®がいいと思う。4-0の糸だと針穴からの出血が気になるからね。とにかくIVC側の1針を素早くかけることが大事だよ，IVC側をクランプする鉗子がはずれることもありうるからね。肝臓側も結紮が基本だけど，十分な距離がとれないときは，切除範囲に含まれる静脈ならLigaSure™などのデバイスで処理してもいい(**図3**)。

ようすけ 連続縫合までしなくてよさそうな短肝静脈は，まず1本糸を通して吊り上げてから，もう1本糸を通してIVC側を結紮することもあります。もっと細い短肝静脈なら，LigaSure™でシールだけして，メッチェンで切離すると，IVCや肝臓からの距離を微調整できるよ。

祐くん 僕は，IVC側の連続縫合で5-0じゃなく4-0のProlene®を使うことが多いね。糸が切れにくいから。

図3

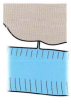
LigaSure™

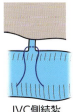
IVC側結紮
肝側LigaSure™

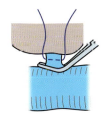
肝側結紮
IVC側連続縫合

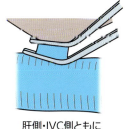
肝側・IVC側ともに
連続縫合

血管径：細 ──────────────────────────→ 太
短肝静脈処理法のあれこれ

Ⅱ 肝切除のQ&A

　レジG　下大静脈靱帯はやはり結紮したほうがいいんですよね？

　部長　通称「幕内靱帯」だね。「敬意を払って」IVC側を2回程度に分けて結紮切離している。確かに，静脈が含まれていることが多いからね。

　祐くん　「敬意を払わず」というわけではないけど，一度電気メスだけで行ったら出血しました……。基本的に，結紮したほうがいいと思います，はい。

　レジI　右肝静脈の確保と切離はどういう方法が確実でしょうか。

　部長　あらかじめ，肝臓の頭側，横隔膜側から右肝静脈と中肝静脈の間を鈍的に剥離しておいてから，尾側からケリーなどの鉗子を右肝静脈の内側に通してテーピングする。Belghitiのhanging maneuverと違い，右肝が十分に授動されていれば，この操作はそんなに難しくないね。最近は，右肝静脈はPowered Echelon® 白 45mmなどの自動吻合器を用いて切離することが多い。血管鉗子を使うときも同じだけど，血管に対して垂直に切離することが大切だよ。自動吻合器は便利だけど，先端が入るスペースがないこともあるから，従来どおり「への字」の血管鉗子で肝静脈をクランプして，連続縫合で閉鎖する技術も身に付けておかなくてはいけない（ Video 27 ）。

　レジK　最後に，もし短肝静脈が引き抜けてIVCから出血した場合はどう対処したらよいでしょうか，あまり考えたくはないですが……。

　部長　以前も出た質問だけど，重要だからおさらいしよう。まず，腫瘍が接しているなどの理由でIVCから出血する可能性があるときは，肝の上下でIVCをテーピングすることで予防策を講じる。万一出血しても，上下をクランプすれば大惨事は防げるからね。

　みせっち　不意に短肝静脈が引き抜けることもありうるけど，深部から出血すると誰が術者でも対処がむつかしいよね。奥の方に処理したい静脈を見

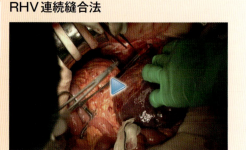
RHV連続縫合法

RHV：右肝静脈

62

つけても，早まらずに，まず手前側，両側の短肝静脈から順番に処理していくことが大事なんじゃないかな。

石ちゃん　焦って止血しに行って，助手が肝臓の挙上を頑張りすぎると，壁が裂けてかえって出血点を広げてしまうことがあるよね。小さな穴からの出血なら，止血綿を当てて肝臓を降ろすだけでもコントロールできることも多いから，その間に止血の作戦を練るといいと思います。

部長　確かに，出血すると術者も助手もナースもみんなアドレナリンが出て，動きがバラバラになってしまう。前立ちは術野を崩さないように気を付けること。術者は一呼吸置いてまずはまわりを吸引し，冷静に出血点を見つけることが大事。繰り返すけど，そもそもそういう事態にならないように，特に初めのうちは1本1本丁寧に短肝静脈の処理を進めてください。

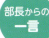

部長からの一言
- 肝授動は一つ一つの「お作法」を順守すること。

おさらいPoint!
- 尾側→頭側→外側の順で右肝授動。
- 適切な剥離層を意識する。
- IVC周囲処理は慎重に。

Ⅱ 肝切除の Q&A

2. 速く，正確な肝離断をするためには？

レジデントの悩み　レジデントと比べて，スタッフの肝切除のほうが明らかに離断速度が速いのですが，何が違うんでしょうか？　肝離断には割りペアンや肝剥離鉗子，エネルギーデバイスなど，さまざまな道具を用いますが（図1），どう使い分けていますか？

ディスカッション

レジⅠ　肝離断が速いとかっこいいし，みんなハッピーなんですが，安全確実に肝離断を行うコツはズバリ何でしょう？

みせっち　何はともあれ，まずは手術の前に，肝離断のイメージを作っておくことが大事だよ．最近は術前CTから簡単に3D画像を構築することができるけど，それで満足しないで，古典的な横断面を見直したり，手描きでもシェーマを描いたりして，「イメトレ」することが大事じゃないかな．

ようすけ　そのうえで術中エコーをすると，シミュレーションした血管が実際に離断のどのあたりで出てくるかわかるようになるよ．

部長　頭の中で肝切除のシミュレーションができていると，離断中に出てくる脈管が予想できるから肝離断にメリハリがついていいね．「何もない」ところは一気に離断を進めることができるから，結果的に手術が速くなる．

図1
上から順に，ペアン，リスター，肝剥離鉗子（先端が鈍）

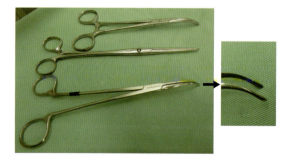
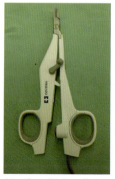

LigaSure™ Small Jaw（COVIDIEN）

2. 速く，正確な肝離断をするためには？

レジG　道具の使い分けについて教えてください。

部長　僕は深部の離断では主に肝剥離鉗子を使う。ペアンよりも細いので血管を掬いやすいし，噛み合わせに溝がなくフラットなので，グリソン鞘を損傷することが少ない。さらに，脈管を掬った後にそのまま糸を通すために使えるから，道具を持ち替える必要がなく，重宝している。使い方の注意点は，最後まで鉗子を咬み込まず，先端にマッチ棒1本程度の余裕をつくる感じで肝実質を破砕すること。「ゆで卵を挟み込んで，殻が割れたらすぐに力を緩める感じ」と言ったほうがわかりやすいかな……？

レジK　卵の白身，つまりグリソン鞘の構造をつぶさない，ということですよね。ペアンやリスターを使うこともありますか？

部長　右肝切除などの解剖学的切除で，離断面がフラットなときは，リスターを使って大胆に離断する。3mm以下の脈管は結紮せずにLigaSure™などのデバイスで処理できる。

祐くん　僕の第一選択は割りペアン。使い慣れているし，肝剥離鉗子がない病院でもペアンはあるからね。LigaSure™も使うけど，大事なのはペアンからLigaSure™に持ち替えるときに，肝離断面から目を離さないことと，助手も展開を変えないこと。わずかな力加減で離断面の向きが変わったり，処理しようとしていた脈管が裂けたりするからね。

レジG　肝臓の軟らかさによって離断法は違うんでしょうか。

部長　肝実質が少し硬いほうが離断しやすいね。脂肪肝は軟らかくて形が崩れやすいから，術者は離断面を展開するときに左手を上手に使うこと。優しく握手する感じで，相手の軟らかさを感じながら肝離断を進める。

石ちゃん　特にラパ肝の場合は，脂肪肝で肝実質が軟らかいと，一度離断面が腫瘍に近づいたら最後，硬い腫瘍と軟らかい肝実質の間が勝手にどんどん剥がれていってしまい，十分なサージカルマージンを取ることが難しくなるから要注意だよ。標本側の離断面を展開する鉗子が腫瘍の近くに当たらないようにする，といった配慮も大切。肝実質がこすれて薄くなり，腫瘍が露出してしまうからね。

レジK　逆に肝硬変だと，肝臓を割りにくいですよね……。

Ⅱ　肝切除のQ&A

部長　硬変肝では硬い肝実質に脆い脈管が付着しているから，いつもどおりに離断すると脈管が全部ちぎれてしまう．組織の中に脈管が含まれているか想定して，ある程度実質を残したまま結紮やシーリングをする技術も必要になるよ．感覚を研ぎ澄ましてペアン破砕法で離断すると，実質が軟らかくても硬くても，挟んだ組織にグリソン鞘が含まれているかわかるようになるんだ．鉗子でただ「破砕」するのではなく，むしろ「探る」感覚が大事．

石ちゃん　では，肝離断のビデオを見てみましょう．悲しいことに，レジデントのビデオはみんな「匿名希望」ですが……（ Video 28 ）．

部長　まず，鉗子のストロークが大きすぎる！　大きく咬むと細いグリソンをちぎってしまう．この症例は肝硬変？　肝臓が硬い場合は，より細かく鉗子を操作する必要がある．肝表面から2cm程度までは太い脈管が少ないから，そこまでは大胆に離断してもいいけど，そこから先は「探る」感覚の肝離断を心がけること．あと，LigaSure™を使うときに先端を確認しないでシールすると，深部の脈管を損傷することがあるから危ないよ．

レジG　LigaSure™でシールした後に胆汁漏にならないか不安になります……．

祐くん　LigaSure™は根元のほうが幅が広いので，そこを使えばシールの距離が少し稼げるよ．まぁ，不安があったら結紮するのが一番確実だけどね．

石ちゃん　では，ようすけ先生の肝離断を見てみよう（ Video 29 ）．

部長　出てくる脈管がわかっているような肝離断だね．安心感がある．

レジ皆　さすが兄貴！

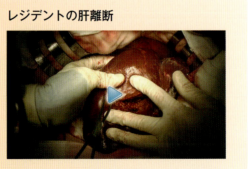

レジデントの肝離断

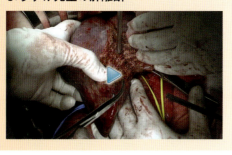
ようすけ先生の肝離断

 レジK グリソン鞘や肝静脈を処理するときの，具体的なコツはありますか？ レジデントが処理をしている先ほどのビデオを踏まえてお願いします。

 ようすけ さっきも指摘されてたけど，LigaSure™を使うときは，その前に処理する脈管に鉗子を通しておくこと。先端が確認できない状況でLigaSure™を使うのは危険だよ。奥に温存すべきグリソン鞘があるかもしれない。太めのグリソン鞘を処理するときは，周囲の実質を少しずつ破砕して，結紮のための十分な距離を稼いでおくこと。結紮するときは2回目の縛りで，グリソン鞘に食い込ませるようにしっかり縛り込むこと。ここは助手の腕の見せ所！

 部長 肝静脈の止血には5-0 Prolene®を使うね。結紮は「緩まず・裂かず」に。ここも助手の腕の見せ所！ 少しでも結紮点に緊張がかかりそうなときは，1回目を縛って2回目の結紮に移る前に，いったん両手の糸を離してから持ち直すようにすると，引っかかりが予防できるし，力が抜けていい。

 レジG 肝離断中の出血量を減らすコツはありますか？

 石ちゃん まず，出血コントロールの3原則，つまりPringle法が有効か，麻酔の1回換気量が抑えられているか，離断面の位置がIVCより高くなるように十分に肝が授動されているか，のチェックが大事だね。

IVC：下大静脈

 ようすけ それでも出血がかさむときは，肝臓の尾側でIVCをハーフクランプするのも有用だよ。もちろん，血圧が下がらないか麻酔科に確認しないといけないけど。

 部長 実は術者の左手の使い方が大事なんだよ。例えば，左肝を離断するときは，左手の人差し指を肝静脈の背側に当ててコントロールしている。左手の中指は尾状葉に当てて，中指から小指までの3本で肝臓を支えている。残る親指は離断面を展開，これが基本パターンになる（**図2**）。

Ⅱ 肝切除のQ&A

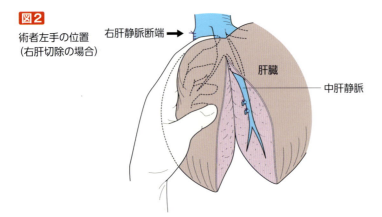

図2 術者左手の位置（右肝切除の場合）
右肝静脈断端
肝臓
中肝静脈

石ちゃん 肝離断は道具の選択などの表面の操作に目が行きがちだけど，水面下にある左手の役割が大切なんだね．湖を進む白鳥のような，優雅で安心感のある肝離断を目指そう！　これらを踏まえた，部長の肝離断を見てみましょう！　探るような鉗子使いと術野には見えない左手の動きを想像しましょう（Video 30）。

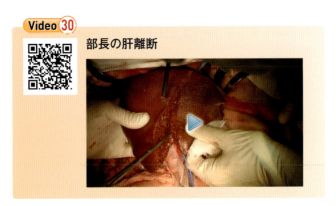

Video 30　部長の肝離断

部長からの一言
● ペアン破砕法は脈管を「探る」イメージで！

おさらいPoint!

● 「探る」感覚の肝離断を心がける．
● 肝臓を支える左手にも意識を．

68

海外留学のススメ

レジI

実は僕，がん研を「卒業」した後に海外留学を狙ってるんです。先生は1年間ヒューストンのMD Andersonに留学されてましたけど，楽しかったですか？

みせっち

「楽しかったですか？」ってちょっと変じゃない？　僕は研究しに行ったんだから，卒業旅行みたいに言わないでよ……。でも正直，「楽しかった！」という感想しか思いつかない！　たぶん留学中の思い出は，一生ビビッドに覚えてるんだろうなぁ。

レジG　レジI　レジK

先生，思い出してウットリしないでくださいよ……。

みせっち

ごめんごめん。もちろん研究の仕事はしんどかったよ。1年で結果を出さないといけなかったから，プレッシャーもあった。ただ，僕は臨床研究だったから，地道にカルテをひっくり返せばいろいろと発見があったし，何より，「日本での臨床経験をベースにアメリカの臨床成績を調べる」という作業は純粋におもしろかったね。

レジG

研究に対する取り組み方も，日本と違うんですか？

みせっち

MD Andersonだけじゃなく，high volume centerのドクターたちの研究や論文発表に対する姿勢はとても勉強になった。彼らは，臨床医がきちんと論文を書くのは当然の義務と考えていて，発表スタイルは効率的でとてもシンプルだったね。1つの論文では言いたいことは1つに絞って，それを示すための必要十分な結果だけ提示する。MD Andersonでは，論文の書き方講座が定期的に開かれていたし，なんと緊急対応してくれる英文校正のオンコールまでいたよ！　校正では，文法の間違いなどはあまり重要じゃなく，「こういう表現のほうが定型だしインパクトがある」と"型のごとく"に直してくれる校正者が人気だったな。

69

コラム 5

レジK: アメリカ人も英文校正に出すんじゃ，僕の英語論文なんか，ほとんど「暗号」なんだろうな……。会話は何とかなりますか？

みせっち: 何とでもなるよ。大切なのは，相手に興味をもってもらえる「話の中身」があるかどうか！ だから今の研修をしっかりやって，自分なりの診療スタイルを確立しておくことが大事だよ。「キミはどう思う？」ってよく質問されるけど，たどたどしくても自分なりの考えがあれば，向こうも親身に聞いてくれたな。何より肝胆膵外科の「Japan way」には，興味をもっている人が多いよ。

レジK: 僕の英語は関西弁みたいだ，ってよくカンファでいじめられるんです……。

みせっち: もちろん流暢に英語がしゃべれるに越したことはない。僕はSkype英会話でけっこう準備して行ったけどねー，それでも現地の人たちのカジュアルな笑い話にはまったくついて行けなかったな。ただ，そういう苦い思い出も，英語の勉強を続ける良いモチベーションになると思うよ。留学中は，フランス，ノルウェー，中国など非英語圏の人と働いたけど，そんな人たちともコミュニケーションができる！ やっぱ英語は良いツールだなー，と実感したね。

レジG: 先生は外国の外科医の友人も多いですけど，やっぱり彼らと話すと新鮮ですか？ いったい，彼らは日本人外科医のことをどう思っているんでしょう？

みせっち: ノルウェー人が言うには，オスロのマクドナルドで食事すると1人2,000円かかる！ だから外食はあんまりしないそうだ。そういう話を聞くと，日本は幸せだなーと思うよね。異文化コミュニケーションの良さは，自分のものさしでは計れない世界がある，ということがわかることだと思うんだ。新鮮だし，そういう別世界を知ることで，逆に自分の国や所属する組織で当たり前と思っていることを，もう一度外から考えられたのは本当に良い経験だったね。

レジI: ラーメンなら高級店でも1,000円以下ですもんね！

海外留学のススメ

みせっち

外科医という僕らの仕事もそうだよ。MD Andersonのオペ室には年代物のエコーしか置いてなくて、肝臓外科医がまじめに術中超音波をする文化はない！ そんな衝撃的な現実を知ると、「肝S8系統的切除」なんてやらないだろうなぁと実感したね。緻密な肝胆膵手術をする日本人外科医は世界でリスペクトされていて、とても誇らしかったし先輩たちの偉大さを改めて思い知った。同時に、「欧米人の手術は雑！」と突き放すのではなく、どうアピールすれば自分たちが良いと考えている方法をすんなり受け入れてもらえるか、プレゼン力を鍛える必要があるなと痛感した。拡大肝切除を縦で2件やるようなアメリカの効率的な手術から僕らが学ぶべきことも多いと思うよ。

レジI

あの、僕は決して遊びに行きたいわけではないんですが、「多少は」休日をエンジョイできるんですよね……？ 内緒にするので、何か楽しいエピソードを教えてください！

みせっち

何もこっそり隠す必要はないよ。土日、休日は多少どころかフルにエンジョイしたね！ 貯金が底をつくまで家族でアメリカ国内をいろいろと旅行したなー。あの1年の何よりの収穫は、家族で濃密な時間を過ごせたことだね。アメリカでは"家族"という単位がとても大切にされていて、食事でも子どもの誕生会にも、家族で招待される。仕事帰りにパパだけ飲み会に行く、なんてことはなかったなー。

レジK

最近、送別会や歓迎会が続いてますもんね……。

みせっち

日本人同士の交流も留学時代の宝物だね。ヒューストンには日本全国から留学生が来ていて、やっぱり国外に出るような人はひと味もふた味も違っておもしろみのある友達ばかりだった。医局や診療科を超えた、家族ぐるみのお付き合いは忘れられないなー。まぁとにかく、1人より家族で留学したほうが100万倍楽しい。だからI先生も留学したいなら、まず素敵なパートナーを見つけなさい！

71

3. 肝静脈からの出血のコントロール

レジデントの悩み 肝切除のとき，手前の肝離断は快調なのですが，奥の方になるにつれて肝静脈からの出血がうまくコントロールできず，だんだん雲行きが怪しくなってしまいます。解剖学的な肝切除では肝静脈を離断の目印にする必要がありますが，静脈周囲を安全に操作するためのポイントを状況別に教えてください。

ディスカッション

レジK まず，肝静脈の「股裂き損傷」が一番よく遭遇するピンチなのですが，どうしたら防げるのでしょうか？

部長 肝離断面が肝静脈の本幹に当たったら，静脈の横面ではなくて，まずは腹側を肝静脈の根部（IVCへの合流部）に向かって離断する。肝静脈の腹側の壁が十分長く露出されたら，右あるいは左側の壁を出していくのだけど，そのときは奥から手前，つまり肝静脈の根部から末梢方向に離断を進めるといいよ。肝静脈の枝ぶりは「ほうき」のようになっているし，特に両サイドに枝が多いから，肝静脈の真横を手前から奥に剥離していくと毎回小枝の合流部に当たってしまい，股裂き損傷を起こしてしまう。肝静脈本幹の背側は枝が少ないから，また手前から根部に向かって離断を進める（図1，Video 31）。

IVC：下大静脈

レジI 股裂けしたら，その中枢側でまとめて枝を切ってしまうしかないですよね？

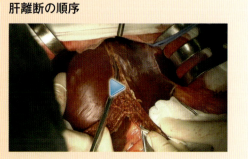
Video 31 肝離断の順序

3. 肝静脈からの出血のコントロール

祐くん おっと，それは股裂けした枝が「取り側」か，残肝側か，によるでしょ！　切除側なら止血のために中枢側を結紮しても，大きく針糸をかけてもいいけど，温存側だったら大事な静脈をつぶしてしまうわけにいかないよね。僕は静脈から出血した場合でも，できるだけ腹側の離断を進めて，その静脈がどう走行しているかを確認してから処理するようにしているよ。慌てずに術者の左手で肝臓をしっかり挙上すると，案外出血はコントロールできるから，出血点のまわりを離断する余裕ができると思う。

みせっち 第2助手の吸引管が離断面をつついて，「股裂き損傷」させてしまうこともあるよね。

ようすけ 吸引管の操作は肝実質から浮かせることと，奥から手前に動かすこと。これは「肝切除A・B・C」の「A」だよ。

レジG 出血させないことが一番ですが，出血しても焦らず，大人の対応をすることが大切なんですね……。では，静脈の小枝が「引き抜き損傷」してしまったときにはどうしたらよいですか？

ようすけ 穴の大きさにもよるけど，小さい穴はサージセル®のような止血綿を詰めておけば止まるよ。ある程度の大きさの穴は，電気メスをワンスパークさせて凝固止血するか，5-0 Prolene®を1針かけて縫縮する。

HIRO 「ボビー®（電メ）のワンスパーク」はエフェクティブだけど，ハイレベルなテクニックだよ。

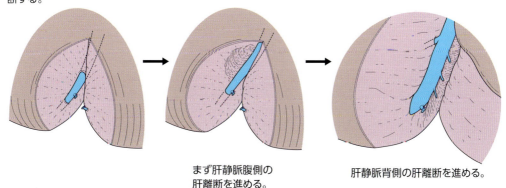

図1
肝静脈に沿う離断の場合は，まずその静脈腹側を根部に向かって離断する。

まず肝静脈腹側の肝離断を進める。

肝静脈背側の肝離断を進める。

Ⅱ　肝切除のQ&A

レジK　この間，それを真似して，逆に大穴が開いてしまいました……。

部長　電気メスを瞬間的に作動させて凝固止血する技だから，通電時間が長かったり，接触が強すぎたりすれば逆に損傷が広がるよ．便利な技術だけど，まだまだ修業が必要だね．

レジI　止血のための針糸をかけるときの注意点はありますか？　静脈は薄いから，ある程度しっかりかけたほうがいいんですよね．

部長　逆，逆！　肝静脈は低圧系で，穴を優しく寄せるだけで血栓ができて自然に止血されるんだから，バイトを小さく1針かけて，結紮も2回するだけで十分．確かに静脈は薄いから運針は難しいけど，結紮も重要．少しでもテンションがかかると静脈が裂けて傷口が広がるから，2回目の結紮に移りにくいときは，1回目の結紮の後にいったん糸を両手から完全に離して，改めて持ち直して2回目の結紮をするといいよ．

レジG　肝静脈の本幹を露出させていくときに，細い枝を「取り側」からわざと引っこ抜いていることがあるように見えるのですが．

部長　これも是非覚えてほしいテクニックだね．ある程度「首」があれば，細い静脈の断端は自然に塞がって出血しないよ．もちろん，摘出側に開いた穴は電気メスで凝固止血するけど（**図2**）．

レジK　静脈の「股裂き損傷」も「引き抜き損傷」も，手前ならなんとか対応できそうですが，肝静脈の根部に近いと，視野も深いし，出血の勢いも強いし……．

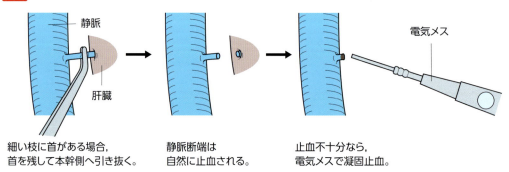

図2

細い枝に首がある場合，首を残して本幹側へ引き抜く．　→　静脈断端は自然に止血される．　→　止血不十分なら，電気メスで凝固止血．

3. 肝静脈からの出血のコントロール

祐くん　確かに，左手で肝臓を挙上してても，肝静脈根部の位置は上げられないからね．後区域切除のときに処理する右肝静脈の浅枝（superficial vein）とか，右肝切除で処理する「V8（S8のドレナージ静脈）」は損傷すると大変だから，術前CTで合流形態を確認しておくべきだよ．

石ちゃん　昔は欧米の外科医に「V8」って説明しても「車のエンジン？」と理解してもらえなかったけど，最近は通じるようになった印象があります．中肝静脈に入るV8はもちろん，右肝静脈のV8もあるし，IVCに直接流入することもあるから要注意．

部長　肝静脈からの出血の勢いを減らすためには，肝臓を授動している左手の人指し指を右肝静脈の右横，あるいは右肝静脈を切離した後なら中肝静脈の右横に当てて，圧迫すると有効だよ．

石ちゃん　前も出たけど，「3原則」，つまり麻酔科の先生にあらかじめ輸液を絞ってもらい，肝離断中の1回換気量を少なめにしてもらうこと，Pringle法の遮断鉗子がしっかりかかっているか確認すること，なんかも……

ようすけ　「A・B・C」の「A」だね．

部長　肝切除は出血をコントロールしながら，ドライな視野で行うことが一番重要で，その鍵となるのが肝静脈まわりの処理だから，今日のポイントをしっかり押さえて次の肝切除に生かしてください．期待してるよ！

- 肝静脈からの出血は左手でコントロールし，「股裂き損傷」，「引き抜き損傷」などの状況に応じて冷静に対応する．

おさらいPoint!

- 主肝静脈周囲は腹側をまず肝離断．
- 肝臓をより挙上する．

75

II 肝切除のQ&A

4. 腹腔鏡下肝切除を始めるにあたって（ポート位置，切離ラインのマーキング，離断法）

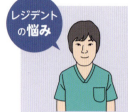

2016年4月から亜区域以上の切除にも腹腔鏡下肝切除（ラパ肝）が保険収載されました。僕もラパ肝をマスターしたいと思ってます。しかし，胃や大腸の切除と比べて，ラパ肝は「お作法」が決まっていなくないですか？　僕たちがラパ肝を始めるにあたって気を付けるべきポイントをはっきり示してください！

ディスカッション

石ちゃん　「お作法」が決まっていないのは僕の責任もあるけど……，そもそもひと口に「肝切除」といってもさまざまな部位や切除方法があるから，トロッカーの配置一つとっても，「ラパロ幽門側胃切除は毎回これ！」みたいに決めにくい背景があることを，レジデントの皆さんには是非ご理解いただきたく……。

レジI　まずそのトロッカー配置ですが，定型化しにくいなかでも，さすがに数パターンに集約できますよね？

石ちゃん　もちろん！　基本的には**図1**のように5個のトロッカーを設置します。①は臍部のトロッカーで，初めのうちはカメラポートとして使います。1本目のトロッカーとして設置しやすいし，標本の摘出に臍を使ったほうが傷が目立ちにくいからここを使っているけど，実は肝切除に関して言うと，もう少し患者の右側のほうが視野がいいんだ。だから，臍に前回の瘢痕があって，第1トロッカーを別のところに入れた場合なんかは，臍を使わないこともあるよ。

レジG　実際の肝離断のときには，トロッカー②をカメラポートにしていませんか？

4．腹腔鏡下肝切除を始めるにあたって

 石ちゃん　そうだね。特に肝横隔膜面から部分切除をするときには，鉗子もカメラも，肝表面に「垂直」に近いアングルで操作をしたほうがやりやすいから，通常は右肋骨弓のすぐ下に1本カメラポートが必要になるよ。

 レジK　この間，包交をしていて気付いたのですが，このトロッカーの傷は術後には肋骨弓の頭側にいっていませんか？

 ようすけ　逆に言うと，十分に気腹しないでトロッカー②を入れると，十分な高さの視野が得られないということだよ。要注意だね。

 レジI　先生はトロッカー③と④を使って，患者の股間に立って肝離断しますよね。先生はやりやすそうですけど，②からカメラを入れると，スコピストとしては姿勢が少々つらくて……。

 石ちゃん　……お察しします。これは改善点だね。将来はロボットがカメラを持ってくれるといいね，術者と助手，お互いのために！

 みせっち　トロッカー③は，Pringle法を行うための腸管クリップを出し入れするのにも良い角度ですよね。

Pringle法：肝離断中の出血量を減らすために，肝十二指腸間膜を間欠的にクランプする方法。

 レジK　トロッカー⑤は，先生が唯一助手に使わせてくれる場所ですよね……。

 石ちゃん　剣状突起下だね。これはとても重要なトロッカーなんだよ。胆嚢から肝下面に鉗子を滑り込ませて挙上したり，離断面を展開したり，さらに

図1 ラパ肝の基本的なトロッカー配置

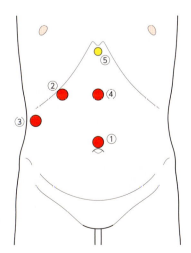

●：12mm
○：5mm

77

Ⅱ 肝切除のQ&A

は肝静脈の根部を圧迫して出血をコントロールしたり。肝切除がうまくいくかどうかはこの場所から入れる助手の鉗子にかかっている！と言っても過言ではありません。

レジI　助手への責任転嫁じゃないですよね……。トロッカーのサイズは気にしていますか？

石ちゃん　肝切除は出血リスクの大きい術式だから，トロッカー⑤以外は径10 mmの道具が入るトロッカーを初めから躊躇せず設置しておくことが大事だと思うよ．開腹手術の逆L字やJ字切開と比べれば，数mmの違いなんて！

レジK　体位について，基本は両手出しの開脚仰臥位だと思いますが，右手を挙上して上半身だけ左半側臥位にすることもありますよね？

石ちゃん　最近は術前CTで，IVCよりも背側に病変があるときには両足開脚のまま，上半身だけ左半側臥位にしています（**図2**左図）．

IVC：下大静脈

レジG　肋間から経胸腔トロッカーを入れるときもこの体位ですね？

石ちゃん　そう．パリのGayet教授に教わった方法だけど，S7，S8のなかでも頭側端の切除をするときには，術者が患者の右側に立って，術者の左手用に1本，またはカメラと左手用に2本の経胸腔トロッカーを入れると，離断ラインの真上から操作できるから安全で便利な方法だよ（**図2**右図）．

図2 経胸腔トロッカーを用いるときの体位と配置

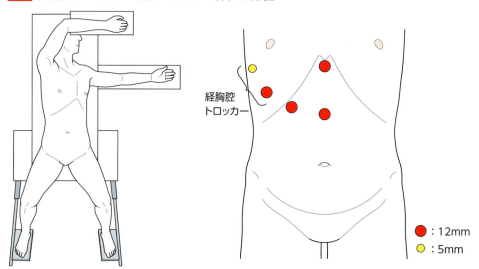

4．腹腔鏡下肝切除を始めるにあたって

　レジK　トロッカーを入れるときに肺損傷はありませんか？

　石ちゃん　体表からの超音波と，腹腔内から横隔膜を観察することで，肺の下縁が認識できるからね。その他，胸腔へのair流入を防ぐためにバルーン付きトロッカーを使うこと，切除終了後は横隔膜の穿孔部を縫合閉鎖すること，が注意点です。

　レジI　僕たちがやることが多い，外側区域切除ではこんなにたくさんトロッカーを入れないですよね。

　石ちゃん　外側区の切除の基本形はこんな感じ（図3）。肝鎌状間膜や三角間膜をあえて切らずに肝臓の保持に利用すると，④を使わずに3カ所のトロッカーだけで安全に外側区域切除ができることも多いよ。次の点に注意して，このビデオを見てごらん。あえて長尺で提示するから，静脈の出し方なども参考になると思う（Video 32）。
(1) 初めに臓側面からS2グリソン鞘頭側でステープラーが出てくる部位の実質を離断しておく。左の冠状間膜は切離して左肝静脈根部を確認しておくが，鎌状間膜と左三角間膜はあえて切離しない。
(2) 肝離断に先駆けて，肝円索を牽引し，門脈臍部腹側のグリソン鞘と肝実質との間を十分に剥離，離断の「底」を決めておく。
(3) 「底」に向かって肝離断。通常，外側区域切除ではPringle法は不要。Fissure veinの損傷に注意。
(4) 内側の垂直な離断面，天井を形成する左肝静脈，門脈臍部グリソン鞘の「底」，で作られる三角形が認識できたら，(1)で求めておいた方向にステープラーの先端を挿入して，S2,S3グリソン鞘を一気に切離する。
(5) 左肝静脈を確保，離断する。頭側を走行するsuperficial veinに注意。残る間膜を切離して外側区域切除終了。

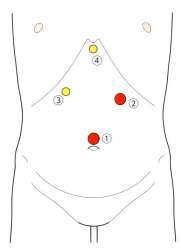

図3　外側区のラパ肝に対するトロッカー配置

● : 12mm
○ : 5mm

Ⅱ　肝切除のQ&A

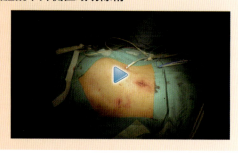
Video 32　腹腔鏡下外側区域切除術

レジG　ラパ肝のポリシーを聞いてもいいですか？

石ちゃん　「開腹肝切除と同じ範囲を，同じように切除する」こと。「みんな違って，みんないい」っていう詩は素敵だけど，肝切除に関して言えば「ベストな切除範囲」は一つで，それはラパロでも開腹でも同じはずだからね。方法論としては，①術中エコー，②Pringle法，③エネルギーデバイス併用のClamp-crushing法，が3本柱です。でも正直言うと，「ラパ肝は別！」と割り切ったほうが良いのかなと思う場面もたまにはあるし，もっとラパ肝を確実に行う新しいデバイスが必要だと感じているよ。

Clamp-crushing法：肝離断法の一つ。ペアンで肝実質を破砕すること。

レジK　CUSA®をあまり使わないのも，うちでは開腹肝切除で使用しないから？

CUSA®：超音波外科吸引装置

石ちゃん　そうだね。上手に使えれば良い機器だと思うよ。今のところ，右手にLigaSure™ MarylandかHarmonic®，またはThunderbeat®，左手には吸引管，ときどきバイポーラー，っていうのが僕の基本スタイルです。

LigaSure™ Maryland：血管シーリング装置

Harmonic®：超音波凝固切開装置

ようすけ　左から離断するときも多いから，左手でもエネルギーデバイスが使えるように練習しておくべきだよ。操作は，把持とファイアーだけでシンプルなんだから。

Thunderbeat®：超音波凝固切開装置＋血管シーリング装置

みせっち　開腹肝切除で部長がよく言う「サイド攻撃」って，ラパロでこそ有効だと思うな。

バイポーラー：電気メス（双極型）

石ちゃん　腫瘍に向かって両サイドの離断面のほうが，切除マージンをイメージしやすい，っていうやつでしょ？　確かにそうだよね。でも両サイドだけ深掘りしていくわけにいかないから，手前からサイド攻撃，また手前，そしてサイド，と順序よく離断を進めることが大事だよ（**図4**）。あとは，今離断しているところが，全体の離断面のなかで最深部にならないように気を付けること（**図5**）。出血に対応できないからね。

80

4．腹腔鏡下肝切除を始めるにあたって

レジI　じゃあ「助走」っていうのはなんですか？

石ちゃん　半球状の肝部分切除をするときに，両サイドは垂直に離断しやすいけど，鉗子の角度を考えると，手前のラインを横方向に深く掘るのは難しいよね．意識していても「浅掘り」になってしまう．だから，腫瘍に近づかないために，手前の離断面は両サイドよりも1.5倍くらい長くとっておいたほうがいいよ，という意味（図4）．では，典型的な「S8半球状切除」のビデオを紹介するよ（ Video 33 ）．この症例は手前側の離断が比較的やりやすそうだったから，「助走」はとらずに真ん丸な離断線を設定したけど，その分，剣状突起下から挿入して肝臓を背側に押し下げる助手の役割が重要なことがわかるよね．「サイド攻撃」や止血の様子はうまく伝わるかな．

レジK　このビデオの症例はよい適応だと思います．少し前だったら有無を言わさず逆L字やJ字切開されてたわけですから．でも，ときには開腹だと一瞬で終わるような切除に2倍以上時間がかかったり，苦労して切除した標本を取り出してみると意外に小さかったり，ラパ肝っていったい……．

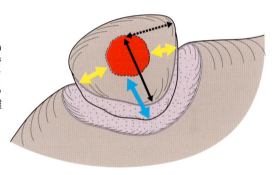

図4　「サイド攻撃」と「助走」
腫瘍に向かって両サイド（黄色矢印）のほうが，手前側（青色矢印）よりも距離が把握しやすいし，肝表面に対して垂直に近い離断面を形成できる（サイド攻撃）．手前側の肝離断面は両サイドよりも浅くなりがちなので，腫瘍の中心から計算して，両側（点線）よりも1.5倍程度長い離断線（実線）を設定する（助走）．

図5　肝離断の最深部で操作しない
肝離断の最深部（左図）で出血をきたすとコントロールが難しい．操作の中心（赤丸）がなるべく肝離断面の浅い部分に位置するように（右図），中心部の離断が進んだら周囲の離断も進めておく．

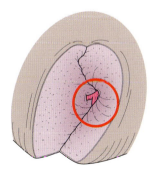
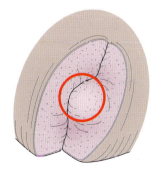

Ⅱ　肝切除の Q&A

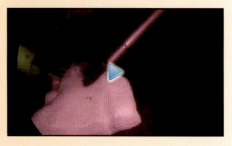
Video 33　腹腔鏡下 S8 部分切除術

石ちゃん　相変わらず悲観的だね．どんな術式でも，一つの基準は「自分や家族が受けたい手術を提供する」っていうことじゃない？　少なくとも術後1週間以内の患者の様子は明らかにラパ肝のほうが楽そうだし，開腹と同じ切除が同じ安全性でできるんだったら，僕自身はラパ肝を受けたいし，肝表面の部分切除でおなかを横切りされるのは正直イヤだよ．でも，ラパ肝には未解決で発展途上な部分があることも事実だから，まだ「お作法」でがんじがらめにしないで，さらに良い方法を考えていこうよ！

部長からの一言
● ラパロだからって気安く切除範囲を変えたら，あかんよ！

おさらい Point!

● 基本的なポート配置に加え，腫瘍の位置でポート配置を modify．
● 離断時は手前から「助走」をつけて，「サイド」攻撃を併用．
● 開腹肝切除とは違ったラパ肝ならではの展開・離断法を知っておく．

外科の日常臨床：日本と米国の違い

レジI

先生は卒業後まもなく渡米して，7年間も現地で外科医の仕事をされてたんですよね。すごく憧れます。初めのモチベーションは何だったんですか？

HIRO

私の場合は，父親の影響も大きいと思います。父はアメリカで外科レジデントとして1からトレーニングを受けて，その経験を語ってくれました。その影響か，学生のときは「何でもできる外科医」に憧れていたので，米国での一般外科レジデンシーは魅力的でした。

レジG

振り返ってみて，アメリカで働いてみて良かったことは何でしょうか？

HIRO

若いうちからたくさんのオペをやらせてもらえて，トレーニングの仕組みには満足しています。一番良かったのは，向こうの病院では，サージャンが手術に集中できる環境が整っていたことです。

レジK

手術以外の仕事をサポートしてくれる職員が充実している，っていうことですよね。逆に，一番きつかった思い出は……？

HIRO

当時の研修中は3日おきに当直があって，今振り返るとタフだった！ 現在は，レジデントの労働時間も制限されて，彼らの生活はずいぶん楽になってます。5年のトレーニングで経験できる症例数は減ってしまっているけれども。

レジI

「西洋人は不器用で手術が雑だ」とたまに聞きますが，本当にそうなんでしょうか？ スポーツやアートの分野を見ると，僕にはそう思えないんですけど。

コラム6

HIRO: オペが雑かどうかはわからないけれども，彼らのプロシージャーは往々にしてスピーディーではあります．器用，不器用は人それぞれで，一概に西洋人が不器用とは言えないと思います．一つ確実に言えるのは，オペ室を占拠する時間はコストと考えられていて，ゆっくり丁寧なオペは必ずしも正義ではないということです．

レジK: 時間をかけてきれいな手術をしても，成績に大きな違いがなければ，必ずしも評価されないってことですね．

HIRO: そう．彼らのオペレコは口述筆記で行うので，日本のように写真や図をカルテに貼り付けて「きれいな手術」を記録する習慣がないことも影響しているのかもしれません．

レジG: では今回久しぶりに帰国されて，「日本の手術っていいな」と実感する点は何でしょう？

HIRO: 日本の癌のオペは，細部まで職人としてのこだわりが感じられます．一方，米国の癌のオペは，原則重視で日本人からみると少しいい加減な感じも受けます．今後は，その「日本のこだわり」を自己満足にとどめず，それがアウトカムの改善につながり，患者のベネフィットとなることを，科学的に証明して世界に発信していくことが重要だと思います．

レジI: 外国のオペをもっと知りたくなってきました！　もし僕が今，「アメリカでサージャンをやりたい」と決心したとして，何かアドバイスをください！

HIRO: USMLEなどのテストをパスするのは必要最低限として，最も重要なのは，英語力でしょう．実際に医療を行うということは，海外旅行や学会発表で求められるのとは別次元の英語力が求められますので，英会話の訓練はいくらやってもやり過ぎることはない．

レジG: 確かに，責任が伴うので留学の比じゃないですよね．

外科の日常臨床：日本と米国の違い

レジK

朝の英語カンファくらいで「ひよって」いちゃいけませんね……。

あと，米国では外科は競争の激しい分野なので，サージャンでいるにはその競争に勝ち続けなくてはいけない。そのためには，オペなり，リサーチなり，他人から自分を際立たせる「得意分野」をもつこと。これが米国で成功する条件だと言えるでしょう。

HIRO

レジI

僕にはファーラウェイですが……，アメリカンドリーム，見たいなぁ！

85

Memo

III

胆管切除・膵切除の Q&A

Ⅲ　胆管切除・膵切除のQ&A

1. Kocher授動でつまずかないためには？

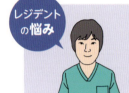

消化器外科では，手術の序盤にKocher授動を行うことが多いと思います。特に肝胆膵では，傍大動脈リンパ節をサンプリングして切除適応を判断したり，SMA根部の輪郭を出したり，Kocher授動がその後の操作に繋がっていくので，状況に応じた確実な手技を身に付けたいです。

ディスカッション

部長　何事も，まずは術野を整えることから始まる。Kocher授動では，右横隔膜下にタオルを入れて，肝臓や結腸，大網との癒着を剥離しておくことが，よけいな出血を防ぐコツだよ。その後は，IVCをきちんと露出することを意識する。十二指腸とGerota筋膜を覆う腹膜を切離すると，IVCの輪郭が見えるから，静脈壁をしっかり露出するように剥離を進める。IVCに近づくのを怖がって，薄膜がかぶった状態で剥離を続けると，逆に予期せず小枝を損傷することがある。

IVC：下大静脈

祐くん　僕もまずIVCを意識するな。よく十二指腸の壁に沿って剥離する人がいるけど，それよりも，IVCに向かって最短距離で脂肪を切っていくイメージ。

ようすけ　前立ちが十二指腸を挙上するのが大事だけど，Kocher授動の始めのうちから強く引きすぎると，後腹膜の小血管がちぎれて出血するから力加減に気を付けてね。

みせっち　前立ちが十二指腸を患者の左上方向に牽引してくれると剥離層がわかりやすいよ（図1）。

レジI　痩せている患者は初めからIVCが「丸見え」だからよいのですが，太っている患者は剥離ラインが深いし，大網やら腸やらが押し寄せて来て視野が取れず，よく叱られます……。何か対策はありますか？

88

1. Kocher授動でつまずかないためには？

ようすけ　あらかじめ，結腸の肝彎曲を授動しておくといいよ。僕は横行結腸間膜で小腸を包むようにして，腹壁との間にタオルを入れて，腸管が術野に入って来ないようにしてます。

祐くん　第2助手がいれば，大きめの筋鉤を使って横行結腸を圧排してもらうこともできるね。

レジG　傍大動脈リンパ節をサンプリングする場合，よく見ると，初めから膵頭部の実質とリンパ組織との間を剥離している場合と，まずリンパ節を膵頭部に付けるようにIVCから授動しておいて，その後にリンパ組織を膵実質から剥き下ろしている場合があるように思います。使い分けがあるんでしょうか？

部長　膵背側で腫瘍の切除マージンが厳しい場合は，腫瘍に近づかないようにリンパ節を膵頭部に付ける層で剥離するね。サンプリングが必要なときも，切除側に付けたリンパ節の一部を提出するようにしている。それ以外はどちらのアプローチでもいいと思うよ（図2）。

祐くん　僕は基本的に，後から剥き下ろすほうが好みだね。IVC前面の層がわかりやすいから。

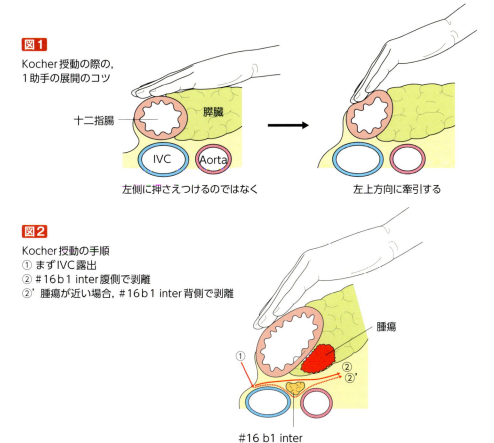

図1　Kocher授動の際の，1助手の展開のコツ

図2　Kocher授動の手順
① まずIVC露出
② ＃16b1 inter腹側で剥離
②' 腫瘍が近い場合，＃16b1 inter背側で剥離

89

III 胆管切除・膵切除の Q&A

レジK　せっかくなので，もう少し傍大動脈リンパ節（#16b1 inter）サンプリングのお話を聞かせてもらえませんか？

部長　まずIVCと大動脈の長軸方向に組織を切離するけど，リンパ節を膵臓に付ける場合にはIVC側はすでに切れているはずだから，次は大動脈側，つまりサンプリングの左側を切ることになるね。そして尾側端，最後に頭側端を横方向に切離すると「長方形型」にサンプリングできることになるけど，頭尾側端ではリンパ管を含む組織を止血鉗子で挟んでしっかり結紮することがポイント。術後リンパ漏の原因になるからね。リンパ節数個のサンプリングは「郭清」とは概念がまったく違うから，背側を深く掘り込む必要はないよ。さらっと取ってください（Video 34）。

祐くん　背側では右腎動脈が思いのほか浅いところを走っていることもあるから要注意。

レジG　Kocher授動の頭側・尾側の終点はどうでしょうか。どこまで剥離しておくべきですか？

部長　術式によるね。傍大動脈リンパ節のサンプリングだけが目的なら，さっき話した操作が安全にできる範囲で十分だけど，膵頭十二指腸切除でSMA周囲神経叢をしっかり郭清する場合には，頭側で肝十二指腸間膜と後腹膜との間を切離して，右横隔膜脚の前面まで切れ込みを入れておく。

SMA：上腸間膜動脈

石ちゃん　これが，膵上縁で#8a/pリンパ節を郭清するときの，背側の終点になるわけですね。

部長　そして，左腎静脈の頭側に位置するSMA根部で，SMA右壁の輪郭を見ておく。

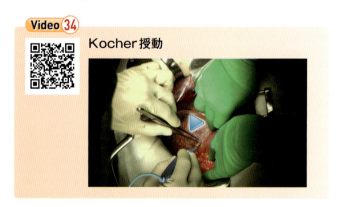

Video 34　Kocher授動

1. Kocher授動でつまずかないためには？

レジK　SMA右壁の輪郭を見ておくと，SMA周囲神経叢郭清のラインを正しく設定するのに役立つことはよくわかるのですが，これは深部の操作になるし，電気メスの角度がSMAに垂直に当たるので，攻め込む勇気がないです……。

部長　確かに慎重な電メ使いが試される場面だね．鑷子で血管周囲の組織を薄くつかんで，持ち上がる場合は神経，つまり切ってよいものと考え，電気メスの先端で組織を薄くした後に少しずつ切っていくといいよ．「攻め込む」必要はないからね！

レジI　膵体尾部切除の場合のKocher授動の目安は，「左副腎静脈が左腎静脈に合流する所」でしたよね．尾側の剝離範囲はどこまでですか？

祐くん　膵頭十二指腸切除の場合は，後で膵頭部と横行結腸間膜とを分けないといけないから，僕はKocher授動の剝離層を膵前筋膜の層に連続させて，結腸間膜を尾側にある程度落としておくよ．ただし，腫瘍が膵鉤部にあるときは，この操作で思いがけず腫瘍に近づいてしまうことがあるから要注意．マージンを稼ぐために，どこかで横行結腸間膜に切り込まないとね．

石ちゃん　術者をスタッフが担当する手術でも，Kocher授動まではレジデントが任せてもらえることが多いんじゃないかな？　そこで出血したり，層を間違えたりしてつまずくと，その後の手術操作だけでなく，自分のメンタルや部長との信頼関係にも影響する可能性があるから……，というのは言い過ぎだけど，今日のポイントを押さえて自信をもってKocher授動しましょう！

- Kocher授動ではIVCの壁をしっかりと露出する．

おさらいPoint!

- 術野を整えてまずはIVC露出．
- 傍大動脈リンパ節は疾患に応じて剝離の範囲を変える．

2. Bursectomyの剥離ラインがわからない

レジデントの悩み　PDなどでBursectomyを行うときに，ふつうは大網が横行結腸に付着している所から剥離を開始しますが，正しい層に入るのが難しいことがあります。横行結腸間膜に穴が開いたり，結腸の血管を傷付けてしまったり……。良い層にうまく入るコツはありますか？　そもそもBursectomyの正しい層ってどこでしょう……？

ディスカッション

ようすけ　最近は常識でなくなってしまったようだけど，Bursectomyの層といったら，横行結腸間膜の前葉を剥がす層のこと。でも膵癌の郭清のための剥離では，横行結腸間膜の脂肪織も切除側にするラインでいくこともある。切除マージンをより大きく取るためにも，また安全に上腸間膜静脈を同定するためにも，Bursectomyは重要な操作です（Video 35）。

部長　Bursectomyといっても，昔の胃癌の手術のように網嚢腔を包む腹膜を丸ごと取るわけではなくて，PDの場合は，中結腸動脈の右側の横行結腸間膜を膵頭部側に付けて剥離している。術野の展開が適切ならば自ずと剥離すべき線が決まるから，ここは助手の展開が大事だよ。

PD：膵頭十二指腸切除術

レジK　確かに叱られることが多くて，その場ではわかったようなフリをしていますが，実はまだノウハウを十分に理解していません……。この場を借

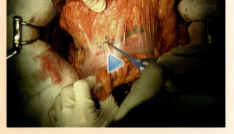
Video 35　Bursectomy

2. Bursectomy の剥離ラインがわからない

りて，どのように展開すべきか具体的に教えていただけますか？

 部長 ……じゃあ説明するよ．第2助手は横行結腸を両手で把持して，30〜45°くらいの角度で付着部から持ち上がるように結腸間膜を引き上げ，なるべく広く張る．術者の左手は胃側の大網や十二指腸を，剥離面からやや離れた部位で把持し，剥離する点を頂点として術者左側の大網と第2助手が持つ横行結腸間膜が大きな逆三角形を作るように展開すると，剥離ラインのミスが少なくなる．術者は常に大きな視野をもって，点ではなく面を意識して剥離するように．机に貼り付いたシールを剥がすとき，1カ所だけ深くいくとガタガタになってしまうけど，広い面でペリペリ剥がすときれいに取れるでしょ．そういうイメージが大事だよ（**図1a**）．

 レジG なるほど！　ですが，面が広く展開されていると，逆に「迷い箸」ならぬ「迷い電気メス」になることがあります．あっちを剥離したり，こっちを剥離したり……．

図1

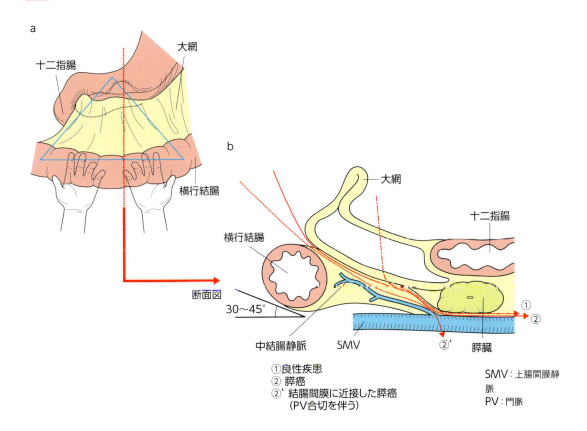

93

Ⅲ　胆管切除・膵切除のQ&A

石ちゃん　Bursectomyを始める前に，大網周囲の癒着を十分に剥離しておかないと，操作の途中でよけいなところを剥離しなくてはいけなくなって，お行儀が悪くなるんじゃないの？

部長　特に，Bursectomy左側の剥離が網嚢腔に通じたら，胃の後壁と膵臓との間の癒着も剥離して，胃後面を挙上するようにオクトパス（開創器）の爪をかけると広く展開できるよ．癒着が強い所に電気メスで突っ込むと思わぬ損傷を起こしてしまうから，周囲から攻めるように．

レジⅠ　Bursectomyの結果として網嚢を開放するのではなく，まず大網の左側で網嚢腔を開けてしまって，そこから右に向かってBursectomyする方法はどうなんでしょうか？

祐くん　僕はそうする．そのほうが，中結腸動静脈の辺りで横行結腸間膜前葉と大網後葉がくっつく部位，言い換えれば膜の「折り返し」がわかりやすいからね．

HIRO　アメリカ人はBursectomyなんか意識しないで，ダイレクトにSMVにアプローチするけどね．

部長　僕は最初に網嚢は開けない．Bursectomyをしている途中で，中結腸静脈根部を出したいときにその「助走」として網嚢を開けて，左からもアプローチすることはあるけど．最初から網嚢を開放しても出来上がりは一緒だろうけど，特に膵頭部の腫瘍の場合には病変が右側にあるわけだから，腫瘍との距離を感じながら，右側から結腸間膜の血管や上腸間膜静脈を出していくイメージで行っている．

レジG　一口にBursectomyと言っても，癌と良性疾患では，切除側に付ける組織の厚みが違うように思うのですが……．

部長　よく気付いたね，そのとおり！　本当に腫瘍が横行結腸間膜に浸潤していれば後葉まで丸ごと切除するわけだけど，そうでなくても，癌の場合は「膜」だけでなく後葉との間にある脂肪組織も膵頭部側に付けるように深めに剥離を行っている．良性疾患の場合は，中結腸静脈をたどることで安全にSMVにアプローチすることが目的だから，間膜の中の脂肪組織は切除しない．ビデオを見ようか（図1b，Video 36）．

祐くん　癌の手術でSMV周囲の脂肪組織を切除するときに，真っ正直に正

面から，つまり腹側だけからアプローチしても難しいことが多いよ．まずKocher授動を延長する要領で，右側から十二指腸と結腸間膜を十分広く分けておいてから，改めて横行結腸間膜を展開してBursectomyをするといいよ．

部長　確かに，垂直に剥離するのと比べて，右からのアプローチはSMVの「深さ」がわかりやすいからいいね．

みせっち　僕も右側から横行結腸間膜を十分に剥離しておいたほうがBursectomyしやすいと思います．ただし，膵鉤部に腫瘍があるときには，気持ちよく横行結腸間膜と十二指腸との間を剥離していると思いがけず腫瘍に近づいていることがあるので，途中で横行結腸間膜に切り込む操作が必要ですよね．

石ちゃん　逆に言うと，Bursectomyのやり方を見れば，その術者が腫瘍をどのように意識しているか一目瞭然，ということですね．この場面は第2助手の「展開力」の見せ所でもあります．多くの外科医が，僕も含めてですが，若い頃「頑張りすぎ」で副右結腸静脈を引き抜いて出血させた，ほろ苦い経験があるんじゃないかな．「適切なテンション」を心がけて上手に間膜を展開しよう．

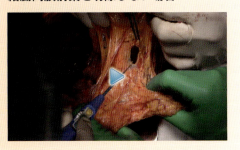

Bursectomy
結腸間膜前葉を切除しない場合

- Bursectomyは広く横行結腸間膜を展開し，机に付いたシールを剥がすイメージで．

Ⅲ　胆管切除・膵切除の Q&A

> **おさらいPoint!**
>
> - 大網のよけいな癒着ははずし，横行結腸間膜を広く展開。
> - 腫瘍の局在を意識して剥離層を変える。

コラム7

外科医のトレーニング：
地域の基幹病院，がん専門病院，大学病院で学ぶべきこと（1）

レジI

先生は，救急医療も活発な地域の基幹病院，大学病院，そして国立と私立のがん専門施設を経験された，きわめてまれな外科医だと思うのですが……。

祐くん

先輩のことをそんな希少生物みたいに言うもんじゃないぜ！　でも言われてみるとそうかもしれないなぁ。簡単に振り返ると，卒業してN市の大病院で研修医として働き，そのあと一般外科医として6年目までいた。三十路なりたてで「東京デビュー」し，国立がん専門病院のレジデント3年，チーフレジデント2年。すっかりシティーボーイになったかと思ったら，今度はN市近郊の小さな病院に戻り，半年ご奉公した後で大学病院に1年半。「博士様」になってG県の基幹病院に赴任して3年，また大学に戻されて1年半，不惑を迎えてから「何かの縁」で東京砂漠へ舞い戻り，現在に至る。

レジG

詳細な振り返り，ありがとうございました……。病院の「特徴」ってあると思うんですが，それぞれの場所で経験できること，勉強すべきことはなんでしょう？

祐くん

それぞれの境遇によって違うから一概に言えないけど，個人的な経験に基づく主観的な話でよければするよ。地方の一般病院は一般外科が細分化されてないところも多いよね。だから緊急手術に加えて，鼠径ヘルニアも胃も大腸も，乳腺だってやらなきゃいけない。

レジI

将来，肝胆膵外科医になるって決めているのに……。

祐くん

他の知識，技術は必要ないって思ってる？　どんな手術だって，若いうちは緊張するし，思いどおりきれいにできたらうれしいよね。特に胆膵手術は消化管手術の延長だし，何といっても消化器外科の基本は胃切であり大腸手術だから，一般病院でのトレーニングと経験は重要だと思う。開腹の胃癌手術，結腸癌手術でリンパ節郭清をきちんとできない人には，肝胆膵の手術は無理だよ。その奥にあるSMAやCeliacの周囲に到達できないでしょ。ラパロだって同じ。胃や大腸が上手にできたほうがラパ膵もうまくいくはずよ。これか

97

コラム7

> らは肝胆膵もラパロの時代！ 先生たちのような若手にはどんな手術だって大事よ。

レジK

> 一般病院だと，肝胆膵の手術は多くはないですよね。

祐くん

> 胆摘ばっかり，って思ってる？ だけど，胆摘だって炎症がきついのは本当に難しいし，一歩間違えると胆管損傷とか大ケガするでしょ。どこまでラパロでできるのか，開腹移行したほうがいいのか，学ぶことも多いはず。がん研でも先生たちに胆摘をやってもらうことがあるけど，層を見極めた「華麗な胆摘」をしていえるとは正直思えないよ。小さい手術もないがしろにしちゃダメよ，ってこと。

レジG

> （話がすぐに「お説教」っぽくなる……）そうは言っても，肝胆膵みたいなコアな領域を身に付けるには専門施設のほうがいいんじゃないですか？

祐くん

> もしかして，がん専門施設や大学病院のほうが偉いとか，上手いとか，思ってる？ 研究や実績という意味ではそうかもしれないけれど，手術そのものに関して言えば，一般病院の先生のほうが百戦錬磨だし，いろいろな「引き出し」をもっているもんだよ。緊急から外傷から，ものすごい合併症を抱えた患者さんも引き受けて，いかにして乗り越えるかっていう経験を積んでいるからね。ちなみに僕が目標とする「外科医」は，10年前に赴任していた地域の基幹病院で出会った猛者たち。患者さんの条件も厳しい中で，手術の適応を狭めずに，開腹でもラパロでも，消化管でも肝胆膵でも素早く的確にオペできる最強の先輩たち。1年くらいなら修行させてもらえるけど，行ってみる？

レジI

> すぐには心の準備が……。先生にそんなことを言われてしまうと，がん専門病院の良いところがないみたいですが。

> 救急や外傷がないところ，かなぁ……というのは冗談で，癌の治療に関して一つ一つの手術の「質」，平均点は専門病院のほうが高いと思う。でも，それは当たり前，その分野しかやっていないんだから。スタッフはみんな専門家で，それぞれ手術にクセやコダワリをもっていることも，少なくとも教わる立場からするといいことだよね。キャラも濃くて困るかもしれないけど，いろいろな先生の前立ちをしながら，良いところは真似て，悪いところは反面教師にする，つまり「いいとこ取り」で自分のオリジナルを仕立てれば良いの

祐くん

だから。そういう学習がたくさんできる。ただ，スポーツもそうだけど，まずは人真似から。1本足打法や振り子打法が認められるのは，ひと握りの選ばれし人だけで，僕ら凡人にはまだ先の話よ。

レジK

「いいとこ取り」するには，何が良いかわからないといけないですよね？

そうよ，「見る眼」も養わないと。僕がレジデントのときは怖い先生たちばかりで，手術中には本当によく怒られた。今だと「なんとかハラスメント」に引っかかってもおかしくないくらい怒られた。怒られないようにするには，上司に「気持ち良く」手術をさせてあげないと。でも，そういう気持ちでいると，自然に先を読んで術野を展開できるようになるのよ。手術後にも，「今日の手術はここがすごかった，あの操作はああやってするのですね」って持ち上げる「ヨイショ」外科医だったけど，そうすることで，その手術の良いところ，悪いところが見えてきた気がしたよ。そのコダワリを理解しないと褒めることはできないからね。君たちはまったく僕のことを褒めてくれないけれど……。

祐くん

レジG

(誘いに乗らず)……他に専門病院の良いところはありますか？

オンコロジストがいてくれること。大切よね，化学療法は。消化器外科も手術だけでなんとかするって時代ではなく，集学的治療の時代。そして次から次へと新しい抗がん剤が出てくる。そういう知識，腫瘍内科医の熱意は一般病院ではなかなか学べないからね。もう一つ言うなら，次の大学病院もそうだけど，High volume centerでは研究発表するだけの大きなデータ，症例数が揃っていること。さっきも言ったけど，技術だけうまい外科医は世の中たくさんいるのよ。でも，技術もあって，さらにデータをまとめて発表できる外科医は限られていると思う。僕はそういうのが不得手だから，「お前が言うな」って君たちは思っているだろうけど……。

祐くん

(フォローを求める視線に負けず)……。

⇒つづきはコラム 8 (p.110)

99

Ⅲ　胆管切除・膵切除のQ&A

3.「前割り」による膵頭・SMA神経叢郭清のコツ

レジデントの悩み

SMAに腹側からアプローチし、神経叢の切離範囲を3段階にLevel分けして郭清する、通称「前割り」は、当科が最もこだわる手技の一つです。がん研のレジデントとして完全マスターして卒業したいので、Level別に神経叢郭清のコンセプトと、下膵十二指腸動脈（IPDA）を処理する際のコツを改めて教えてください。

ディスカッション

ようすけ　SMD（SMA周囲神経叢郭清）のLevel Ⅰは、リンパ・神経叢郭清が必要ない、良悪性境界病変などに適応される手技だね。神経叢とIPDAを膵臓側で切離していくことになります。

SMD：systematic mesopancreas dissection
SMA：上腸間膜動脈
SMV：上腸間膜静脈

部長　Level Ⅰ郭清では、Henleの胃結腸静脈幹を切離した後にSMVを左側に牽引し、その右側で神経叢を切離していく（右前割り）。IPDAを根部で処理する必要はなく、膵頭神経叢を薄く剥離していって、途中で出てきた脈管を順番に結紮切離していけばいい。神経叢は電気メスで切ってもいいけど、小児用ケリーなどを背側に通してから切離するようにすると、出血しても対応しやすいので安心感がある（**図1**）。

レジG　Level ⅡとⅢの適応はどうですか？

ようすけ　膵頭部の悪性腫瘍のほとんどはLevel Ⅱの郭清深度になります。膵頭部癌でSMA周囲神経叢に浸潤が疑われるものがLevel Ⅲの対象になるけど、最近は術前化学療法が入る場合が多いね。

部長　Level Ⅱであれば、「右前割り」でも神経叢を処理できるけど、Level Ⅲでは門脈が腫瘍浸潤で固定されている状況が多いから、SMVを右に牽引して、SMAに真上からアプローチすることになる。その場合、SMVに左から合流する中結腸静脈や下腸間膜静脈などを処理して、SMVとSMAとの間の視野を広く展開することが第一のポイント。

3.「前割り」による膵頭・SMA神経叢郭清のコツ

石ちゃん 膵下縁で大網後葉を切離して，SMAの左側まで膵を授動しておくことも視野展開に役立ちますよね。

部長 そのとき，膵と大網後葉を連続する後大網動静脈を損傷しないように気を付けて。こうしておいてから，SMAの直上で脾静脈を確認し，SMAとの間の組織を切離して脾静脈に筋鉤をかけるスペースを作っておく。

レジK いよいよ神経叢を切っていくわけですが，ここの組織が厚い場合は難渋することもありますよね……。何か剥離のコツはありますか？

部長 組織が厚くても，神経叢を薄く掬っては切る，掬っては切る，を繰り返すしかない！ 尾側から頭側へ順番に神経叢の切離を進めていくと，徐々に視野が広がっていく。SMA周囲神経叢には，樹皮のような縦の線維があるから膵頭神経叢と区別することができる。縦の線維をSMA側に残して剥離するのがLevel Ⅱ，これを剥がしてSMAの外膜を露出させていくのがLevel Ⅲ（図2，3）。

レジG 前立ちが両手の鑷子で0時方向のSMA神経叢を押持して左に展開すると，6時方向の組織が術者の側に出てくるのですよね。この視野から，IPDAを見つけるためには何が重要でしょうか？

ようすけ 術前CTをよく見て，IPDAと空腸動脈がどういう分岐形態で，SMAの何時方向からがどのような順番で出ているか，シェーマを書いておくことがとても役に立つよ。「前割り」の大きな利点は，CTの横断面とほぼ同じ位置関係で血管を同定できることだからね，これを利用しない手はない。

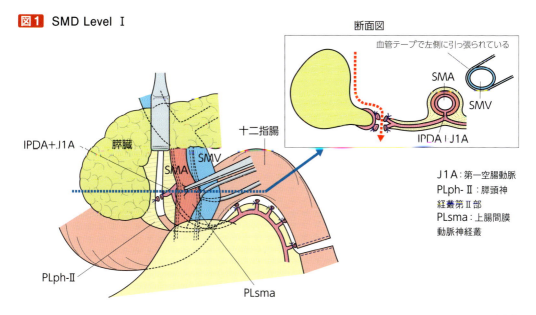

図1 SMD Level Ⅰ

J1A：第一空腸動脈
PLph-Ⅱ：膵頭神経叢第Ⅱ部
PLsma：上腸間膜動脈神経叢

Ⅲ 胆管切除・膵切除のQ&A

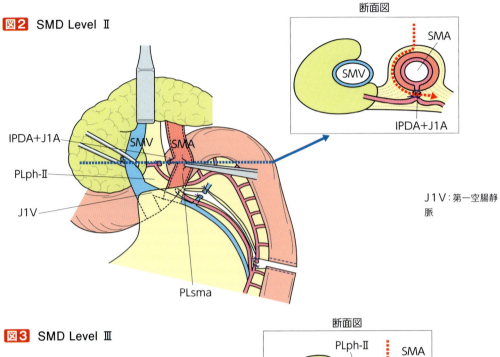

図2 SMD Level Ⅱ

J1V：第一空腸静脈

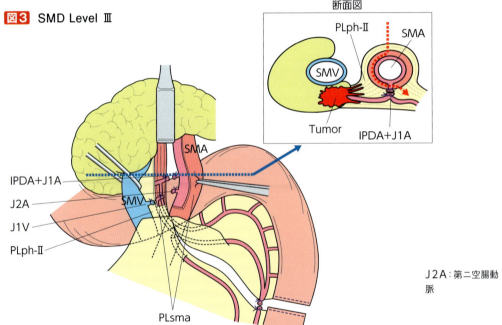

図3 SMD Level Ⅲ

J2A：第二空腸動脈

 石ちゃん　では，ようすけ先生の模範ビデオを見ながら検討しましょう（Video 37）。

 部長　助手の左手は，もう少し尾側のSMA周囲神経叢を把持したほうがいい．常にダイヤ型の視野を作ること．右手の筋鉤はSpVにかけるようにし，右頭側ではなくてSMA根部の方向を意識してやや腹側に牽引すると視野が良くなるだろうね．

SpV：脾静脈

3.「前割り」による膵頭・SMA神経叢郭清のコツ

石ちゃん では次,レジデントが術者を担当した症例はどうでしょうか？（Video ㊳）

部長 SMAの壁が見えさえすれば,IPDAを同定しやすくなるから,SMAにどのようにアプローチするかが大切。中結腸動脈をその起始部にたどっていくとSMAにぶつかるはずなので,これをランドマークにして広く展開するといいよ。

レジ1 部長と違う症例のビデオを見ていたとき,SMAへのアプローチの仕方について,ひどく叱られたことがあります。実は僕は助手で,術者はこの本の著者だったのですが……。

石ちゃん 誰のことですかね？ 確かにそんな大昔には意識できなかったんだけど,腫瘍の尾側でSMVをテーピングした後に,そこから左に横一直線で進んでSMAの右壁に当たるようなラインを引かないと,特にLevel Ⅲが必要なくらいに進行している膵鉤部の癌では,SMVの左側で腫瘍に近づいてしまうことになるんだよ。そこを強く意識していないと,どうしても,SMVのテーピング部位からSMVの左壁に沿ったり,SMAの起始部に向けて斜めに切離したりするようになって,結果としてその部分で腫瘍からの切離マージンが稼げない,……そういう意味じゃないかな,きっと（図4）。

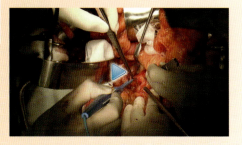
前割り　ようすけ先生

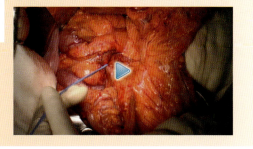
前割り　レジデント

103

III 胆管切除・膵切除の Q&A

レジI 比較的最近の手術ですけどね……。IPDAを切離した後に、さらに頭側に膵頭神経叢が残りますが、前割りの視野からどの程度まで切離しておくべきでしょうか。部長は、Kocher授動のときに求めておいた、左腎静脈の腹側の層に完全に連続させてしまうことが多いですよね。

部長 IPDAを切離した後でも、その頭側の神経叢に細い動脈が含まれていることが多くて、これを安全に処理できるなら前割りの視野から膵頭神経叢第II部の切離を完了させることができるし、操作が難しければ後回しでもいい。ただし、膵頭部の流入血を遮断するために、膵実質を切離する前までには膵頭神経叢第II部をほぼ完全に切離するようにしている。

レジK 幸い今まで遭遇したことはありませんが、IPDAを根部で結紮切離する際、万一、温存側の処理に失敗してしまったらどのように対応するのでしょうか……。

部長 まずはそうならないように、温存側の動脈は慎重に結紮し、刺通結紮を加えた後でなるべく断端を長く取って切離することが重要。もし断端から出血しても、Level IIでは「動脈の首」と周囲の神経が残っているから、出血しても6-0 Prolene®で縫合閉鎖できる。Level IIIでそのような事態になった場合、IPDA断端の組織がほとんどない、つまりSMAに直接穴が開いている

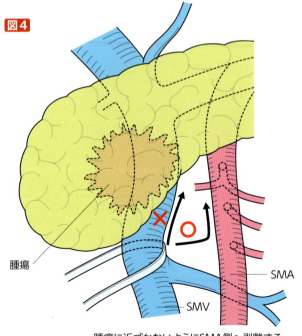
腫瘍に近づかないようにSMA側へ剥離する

状態になるから，修復が難しくなるよ。以前（「Ⅰ-4止血の方法と注意点は？」p.37）にも触れたように，動脈壁に垂直に針糸を刺入して単結紮で止血するけど，出血点の確認が最重要になる。だから，神経叢郭清の深度が特に深い症例では，あらかじめSMA根部をクランプできるように準備しておくべきだよ。

石ちゃん　「前割り」は緊張すべき手技だけど，流入血を先に遮断するというコンセプトは癌の手術として理に適っているし，ここで確実に動脈が処理できれば以降の出血量低減にもつながるので，まずは最も適用範囲が広い「Level Ⅱ」の習得を目指そう！

部長からの一言
- 「ダイヤ型」の展開が「前割り」の基本。
- Level Ⅱ，Ⅲの神経叢郭清では線維の1本1本を認識すべし。

おさらいPoint!
- 術前CTからIPDAがどのように分岐するか確認。
- Level別の剥離ラインを認識する。
- まずはLevel Ⅱ習得を。

4. PDでの空腸間膜とTreitz靱帯処理のポイントは？

"前割り"，つまり前方アプローチでSMAに到達し，SMAの右側から空腸動脈や下膵十二指腸動脈の根部を処理する方法は理解できるようになりましたが，このラインを，横行結腸間膜を翻して空腸起始部で間膜を処理する左からの視野とうまくつなげることができません。「いつの間にか」間膜がSMAからはずれていることも多いのですが，このSMA背側の左右の切離ラインを意図して連続させるためのポイントを教えてください。

ディスカッション

石ちゃん　いわゆる"Mesopancreas"の処理をライフワークとしているようすけ先生，是非コメントお願いします！

PD：膵頭十二指腸切除術

ようすけ　いわゆる"Mesopancreas"は，SMAから出て膵鉤部と十二指腸，近位空腸間膜に入る動脈を中心に，静脈・リンパ・神経が走行している一連の膜状構造です。小腸や大腸の腸間膜のように広い平面ではなく，丈の短い間膜がSMAの背側で捻れている状態だから，実体をつかみにくいよね。でもSMAを幹とする葉脈のイメージをもつとわかりやすいと思う。実際の手術では，MesopancreasからSMAを「浮かす」イメージをもつことが重要だよ（**図1**）。

SMA：上腸間膜動脈

部長　膵頭神経叢を郭清しない場合（Level I）は，十二指腸と近位空腸の間膜の処理もいらないから，膵頭部と十二指腸をSMAの右側に牽引して，SMAとの間を割りながら血管を処理することで間膜の処理を終わらせることができるね。ただその場合でも，Treitz靱帯はしっかりと認識して切離しておかないと，間膜の展開が悪くなるよ。膵頭神経叢をしっかり郭清するとき（Level II，III）は，「前割り」が終了した後で，横行結腸を翻してその尾側から空腸間膜を処理するべきだと思うけど，その第一ステップは間膜同士のよけいな癒着を解除して，空腸間膜をなるべくピン！と展開すること。そうすることで間膜の切離ラインを見失いにくくなる。

4. PDでの空腸間膜とTreitz靭帯処理のポイントは？

レジⅠ SMAの右側で第一あるいは第二空腸動脈を起始部で処理したまではよかったが，ところがどっこい，左側からその末梢の走行がわからない……，そんなことはないですか？ 結局，空腸やその間膜をどのラインで切ればよいか迷ってしまうのですが。

HIRO アメリカ人なんて，間膜の血管が見えることのほうがレアだけどね。少しずつ薄くしていくしかないんじゃないの？

ようすけ 確かに，脂肪が厚い患者は腸間膜の血管が見えないから特にわかりにくいですよね。僕は，前割りでIPDAや空腸動脈を処理してできたスペースとのSMA左側を用手的につなげて，SMAにベッセルテープをかけて，横行結腸間膜ごと牽引する「SMA hanging technique」を使ってます。こうすると，SMAの左側から見たとき，間膜処理の起点がわかるから。処理した空腸動脈の取り側断端から末梢に追っていけば，切除する空腸間膜領域がわかるよね。脂肪が厚くても，そこに向かって腸間膜表面の腹膜を切っていくと空腸動静脈のアーケードが見えてくるから，SMA背側の組織がしっかり取れるようにラインを調整して吻合枝を切離していくといいよ（**図2①**，**Video 39**）。

IPDA：下膵十二指腸動脈

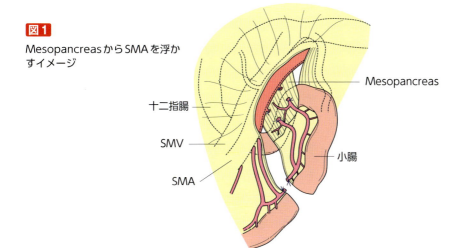

図1
MesopancreasからSMAを浮かすイメージ

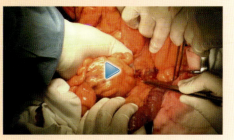

Treitz靭帯周囲・空腸間膜の処理

図2

SMA右側の剥離ラインをSMA左側からの視野の剥離ラインへつなげるコツ。
①SMA hanging
②空腸間膜に切れ込みを入れる
③6時方向も十分剥離する

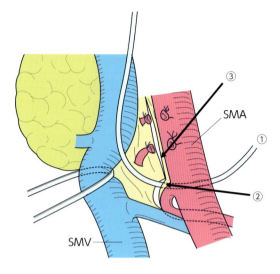

 祐くん 僕はSMA右側から「前割り」を終えるときに，その背側にある空腸間膜の腹膜も可能な範囲で切開しているよ。SMA左側からの視野では，空腸を切離した後に，背側でその「切れ込み」につながるように間膜を切離していく。僕はようすけ先生の「hanging technique」は使わないけど，SMAを絶対損傷しないように，自分の左手でその位置を適宜確認している（図2②）。

 みせっち 僕も，「前割り」で空腸動脈を切離したとき，それに満足しないで6時方向の神経叢を長軸方向にしっかり切離して，空腸間膜の後ろ側の脂肪組織に到達しておくことが，結果的にSMAと間膜との間にスペースを作ることになるので，左からの視野に移ったときに上手に層を連続させることに役立つと思うよ（図2③）。

 レジK 空腸「静脈」の処理は動脈と同じようにできますか？ なんか錯綜していますよね……。

 ようすけ 静脈に注目するなんて，なかなかお目が高いね。空腸間膜を大雑把に処理していって，出てきた血管をひたすら結紮しても腸間膜は切離できるんだけど，さっき言ったSMA hanging techniqueを使えば，切除すべき空腸動脈に沿って過不足なく間膜を離断することもできる。ここで，左側から空腸間膜を離断していくときに，空腸静脈の枝が空腸動脈のラインに交差するように横切ることがとても多いんだよ。これが，SMA左側を郭清するときに不意に出血させてしまう原因なんだ。SMA右側からの視野で，第一空腸静脈とSMA背側との間を十分剥離しておくと，左側から間膜を処理するときに，SMA付近で静脈からの出血を起こしにくくなることも覚えておこう。

 レジG では最後にTreitz靱帯の処理法を教えてください。

4. PDでの空腸間膜とTreitz靱帯処理のポイントは？

レジI 僕は正直ここに来るまで，Treitz靱帯って空腸起始部をグルっと取り囲んでいる膜のことかと思っていました……。

部長 それは単なる，空腸起始部の腸間膜だろう……。Treitz靱帯は，SMAの左で，横隔膜脚から連続して十二指腸起始部に扇状に広がって付着する筋膜性の組織のこと[3]。左側から空腸間膜を処理する場合は，その最終段階で見えてくるよね。

レジG Treitz靱帯は結紮切離していることが多いようですが，エネルギーデバイスではダメですか？

部長 血管鉗子で挟んで結紮するのが基本だね。血管やリンパ管が入っていることが多いから。

石ちゃん 実は僕も，「前割り」よりも，その後SMAの背側でどうやって間膜処理を連続させるかが理解しにくかったから，自分の手術では右から見たり左から見たりして何度も確認したよ。手術に余裕があるときは，スタッフにお願いして，少し時間をかけて解剖を観察してもいいのかもしれないね。

文献
3) Inoue Y, Saiura A, Tanaka M et al：Technical Details of an Anterior Approach to the Superior Mesenteric Artery During Pancreaticoduodenectomy. J Gastrointest Surg 20：1769-77，2016.

- 「前割り」に引き続いて背側の神経叢を十分に切離しておくことが，空腸間膜をしっかりと郭清することにつながる。

おさらい Point!

- SMA右側からの剥離ラインと左側（Treitz靱帯側）からの剥離ラインをつなげることを意識して剥離。
- SMAをMesopancreasから「浮かす」ように剥離。

外科医のトレーニング：
地域の基幹病院，がん専門病院，大学病院で学ぶべきこと(2)

レジG

熱くなってきましたが，では，大学病院にいて良かったことを語ってください！

祐くん

10年以上の外勤を経て戻った大学病院は，僕にとってはさらに専門的なところ，マニアックなところ，厳しい症例に挑戦するところっていう感じだった。そこは，世界屈指の胆道癌センター，いわゆる肝門部胆管癌のメッカ。それまでに肝胆膵外科手術について概ね経験したつもりで，それなりの自信をもって大学に戻った。でも大学病院での治療は質・量ともに圧倒的で，1年前に大学に戻っていた同級生たち，一般病院しか行ったことのない仲間のほうが胆管癌についていろいろなことを知っていた。胆管の解剖から胆道ドレナージ・門脈塞栓などの術前管理，血管合併切除やHPDなどの拡大手術，術後合併症との格闘など歴史的な重みを感じたし，先代・現教授をはじめとする当時のスタッフの熱意も凄まじいものがあった。肝門部胆管癌という病気は市中病院で一般的ではないから，1年大学にいるだけで普通の外科医の一生分の経験ができたことは本当に良かった。肝胆膵外科は手術が複雑で，合併症も多いよね。肝門部胆管癌のオペなんてその最たるもの。でも外科というものは，やり過ぎてはじめて良かったか悪かったかってことがわかる，っていう面もある。大学ではそういった「信念をもってブレずにやり続ける強さ」を学んだ。もちろん，手術成績や切除後の予後に結果が出ていたから言えることだけど。生活はとても苛酷だったし，正直，大学病院はしがらみやルールが多くてやりにくいところだった。でも，スタッフとしての責任がない時期に，少しはみ出した手術や厳しい生活を経験しておくと，そのあと強くなれると思うよ。ちなみに僕の医局はいつでも誰でもウェルカムだけど……？

レジI

少し時間をください，熱すぎるので……。

レジK

病院によって，求められる「良い手術」って違うものでしょうか？ 例えば，R0を目指してSMAのぎりぎりまでアプローチする専門病院のやり方を，自分が一般病院に帰ったときに再現するのは不安です……。

外科医のトレーニング：地域の基幹病院，がん専門病院，大学病院で学ぶべきこと（2）

祐くん

がん専門施設でも，腫瘍の進展範囲や患者さんの状態によって控え目にしたり踏み込んだりするよね。要は，施設によって手術レベルを変えるのではなく，自分が自信と責任をもってできるかできないかってことだと思う。もちろん，まわりの外科医や病棟，ICUを含めたサポート体制がある程度整っていないと踏み込んだ手術はしにくい，という事実はある。特に肝胆膵手術は重大な合併症が起こりうるから，自信と過信は紙一重だと心得て。謙虚に，石橋を叩きつつ，でも勇気をもって少し踏み込んで。ひとり相撲はダメだけど，少しの勇気がないと先輩たちは越えられないよ。適応を狭めたり，一歩引いた手術をすることはいつでもできる。

レジG

確かに，今後のことを考えると，自分がスタッフとして手術をするイメージで臨まないといけませんね。

祐くん

そうよ。がん専門病院で毎日いろいろな手術を見ているのだから，たとえ今後一般病院に赴任したとしても，「癌の手術とはこういうものだ」というところを後輩に見せないといけない。だから，いつも自分が責任者のつもりで手術の適応や術式，周術期管理の方法をシミュレーションしなきゃ。われわれ「おっさん」の言うことを「御意！」って聞いてればいいわけじゃないのよ。肝門部胆管癌なんて，右から取るか左から取るか，PDまでするのかどうか，迷うよね。今でも迷っているよ，僕自身も。「みんなが右から取るから僕も右で」って言うのではダメよ。いつか自分1人でやるんだっていう強い思いをもって，自分で考えないと。「永遠のレジデント」ではいられないんだから。

レジI

「永遠のレジデント」……。カッコ良さそうな響きだけど，格好悪いですね。実は，僕はまだ大学の医局に属していないのですが，入局するメリットって何でしょう。先生くらいの技術と経験があれば，博士号なんてなくても，「フリーランス」の外科医として生きていけますよね？

祐くん

それ，テレビの見すぎね。「失敗しませんから」なんて口が裂けても言えないよ。第一，手術中に想定外のことで驚きすぎよね，ドラマって。先生の医局のイメージもドラマの「まんま」なのかもしれないけど，今は昔ほど「白い巨塔」的な大学は減ってきているんじゃないかな。会社で言えば，大学の医局は「本社」で，関連病院は「支店」に当たるんだろうね。会社には人事異動があって，基本的にはその人事に従わないといけないけど，だとしたら医者だから特別だっていうことはないわね。その代わり，就職先をどこかに探してくれるし，そこで給料ももらえる。だから守られているともいえるよね。僕はがん研に医局人事で来たわけではないけれど，僕が所属している医局の実力が信頼さ

111

> れて声をかけてもらったわけだから,「医局なんて必要ない」なんて言えないなぁ.

レジG
> 博士号は取ったほうがいいですか？ スタッフの先生方は「意味ない」って言いながら,自分はもってることが多いですよね.

祐くん
> 「医学博士」の称号をもらって10年ほど経つけど,これまでの医者人生で「博士様」になって得したことはほぼなし.親から「よかったね」って言ってもらったことと,名刺に小さな文字で「医学博士」って書けることくらいかな.「博士号は足の裏の米粒」っていうのはうまく言ったもので,取らないと気持ち悪いけれど,それだけで生活できるわけじゃない.ただ,何かを成し遂げた証ではあるし,基礎研究でも臨床に近いテーマでもいいから,一定の期間だけでも研究に熱中するのは価値があると思う.知らない世界を知ることはおもしろいことだし,人の発表を正しく評価する知識ももてるしね.

レジI
> 僕にはノーベル賞なんてムリっすよ……。

祐くん
> ……もちろん成し遂げるものには大小あって,世界的発見もあれば「重箱スミ突っつき」のこともある.僕の場合は後者だけれど……。でもみんなおんなじ医学博士.端的に言うと,大学病院にいるのならしっかり論文を書いて博士号を取ったほうがいいと思うよ.基礎研究に取り組んで臨床から離れると手術が下手になる,っていう人もいるかもしれないけど,期間限定なら十分に取り戻せると思うよ.ただ,基礎研究の多くは「大自然」,「生命」を相手にするわけだから,見方によっては臨床よりも厳しい世界で3年,4年と実験しても思うような結果が出ないこともざらにある.基礎研究で博士号を取るつもりなら,臨床以上に必死になって打ち込まないと,貴重な時間と授業料だけ払って終わっちゃうよ.

レジK
> そろそろクールダウンして,今日の話をまとめると……。

祐くん
> 「その場その場でやるべきことをやるしかない！」ということ.先の明るい先生たちには言いにくいけれど,正直,外科医の将来は誰にも見通せない.10年後にどこで何をしているのか,本当にわからない.僕自身も外科医を志してから10年,20年後の生活は全く想像していなかったからね.一方で,特に若いうちは,どこで仕事をしていても学ぶべきことが山ほどあると思う.

> 僕は，反面教師を含めて，良い上司と仲間に恵まれた．楽しく幸せな外科医人生を過ごしてきたと胸を張って言えるよ．I先生も今，いい上司と仲間たちに恵まれてるんじゃない？ それはとても幸せなことだよ．

レジI

> ……．

> そこで無言かいっ！

祐くん

Ⅲ 胆管切除・膵切除の Q&A

5. 膵上縁の郭清のコツは？ PD編

レジデントの悩み　膵上縁の郭清は胃癌の手術で何度もやりましたし，手順はなんとなくわかります。でもまだ剥離ラインが曖昧なのか，電気メスの動きがユラユラしてしまいます。まずPDを念頭に，ベストな剥離ラインを教えてください。

ディスカッション

レジG　今回は「さあ，これから膵上縁を始めるぞ！」という段階の術中写真（**図1**）を用意して，レジデントとスタッフの先生に，実際にどこからどういう順番で剥離していくかを直接書き込んでもらいました。設定は，「膵鉤部にある切除可能膵癌」で，典型的なD2郭清です。

PD：膵頭十二指腸切除術

石ちゃん　実はこれは何年も温めてきた企画なんだ。手術の各場面で「一番初めに電気メスを入れるべきベストポジション」って，極論すると「一点」なんじゃないかという気がして。手術の達人は，その一点を数ミリぐらいの範囲で見極めることができて，それが毎回ブレずに，しかも小さな点を1本の線にスムーズに連続させられる人のことなんじゃないかな，と。最近よく使われる「ヒートマップ」みたいなイメージ，と言えば伝わるかな（**図2**）。

レジⅠ　「最初の一点」って，ラグビーやサッカーでいう「セットプレー」のことですね！　確かにうちの部活はここが安定しなかったから，その先の展開が読めなくて弱小チームだったな……。

石ちゃん　部長！　なんか部活っぽい雰囲気になってきましたが，まず基本的な手順を確認させてください。

部長　あえて大雑把に言うと，初めにCHA周囲を動脈の根部に向かって剥離して，#9リンパ節郭清のラインにつなげる。それからPHAの同定と右胃動脈の切離，GDAのテーピングまでが1セットかな。

CHA：総肝動脈
PHA：固有肝動脈
GDA：胃十二指腸動脈

5. 膵上縁の郭清のコツは？ PD 編

レジG　ではそういう目で、図3 から見てみてください。あるレジデントの記入例です。

祐くん　これは……，まず①の入り口が図の左側すぎるし，②は右胃動脈があるところだよね。④は低すぎるし……。本当にうちのレジデント？

石ちゃん　1名，うつむいているレジデントがいるけど……。図4 もレジデントの作品だね？

図1

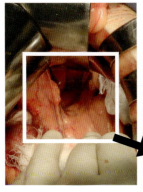
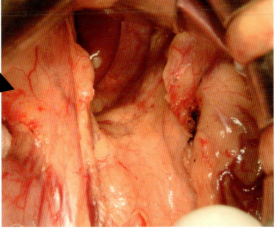

お題：膵鉤部癌に対するPDで，膵上縁のD2郭清を行う場面です。実際の電メの操作をイメージして，郭清のラインを順番に描いてください。なお，動脈の変異はありません。

図2

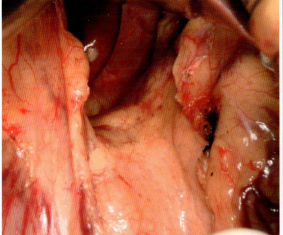
肉眼の視野

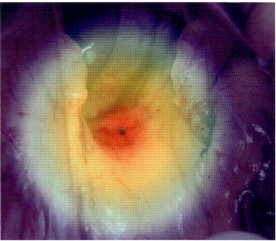
操作開始の「ベストポジション」を示したヒートマップ

Ⅲ　胆管切除・膵切除の Q&A

HIRO　これも①のスタートがライトガストリックアーテリーを超えちゃってるのと，ダイセクションが少し下すぎない？

図3
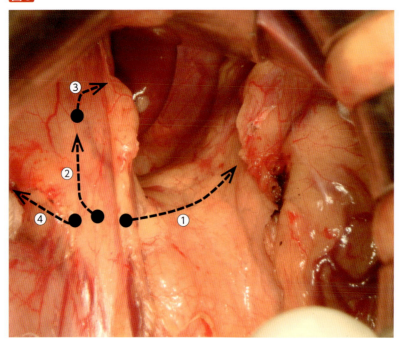

図4
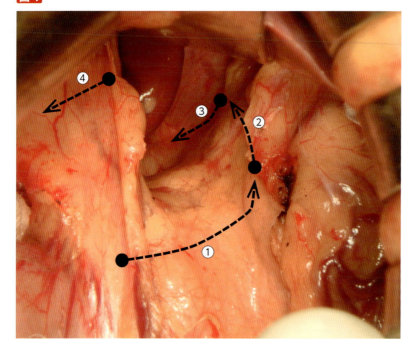

116

5. 膵上縁の郭清のコツは？PD 編

ようすけ　いくら膵鉤部の癌だといっても，ライン①周囲の組織は切除する膵臓側に付けるべきものだよね。

レジK　あの，図5 はダメですか……？

みせっち　これは①が頭側すぎない？

ようすけ　腫瘍が膵体部に近くて，CHA 周囲の神経叢まで郭清して膵臓をかなり尾部側で切る必要があるときは，あえてCHA が作る「峰」の頭側の腹膜を切離して，#8a リンパ節を膵臓側に付けることはあるよ。でも今回の「お題」は膵鉤部癌だし，そこまで意識して書いたとは思えないな……。

祐くん　②もまたずいぶん奥にいっちゃったね～。

レジG　脾動脈にはどのくらい近づきますか？

部長　今回の症例では，脾動脈の根部を少し見る程度だね。当然，膵切離のラインがSMA の真上から左側になる症例では，脾動脈の根部を同定して膵実質との間を剥離しておく必要があるけど。

SMA：上腸間膜動脈

図5

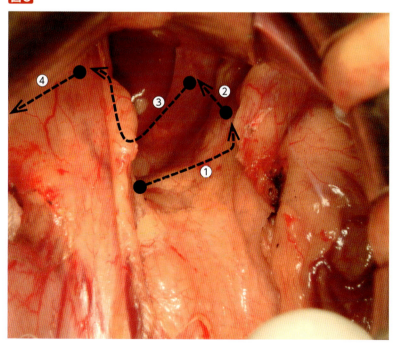

石ちゃん　③のラインも変ですよね。

　部長　このラインは肝十二指腸間膜につながるはずがなくて，Kocher授動で＃16a2と＃8pとの間を剝離したときに付けておいた，右横隔膜脚前面の腹膜の切れ込みに連続させる。

　石ちゃん　次の図6は，がん研の卒業が近いレジデントかな？　右胃動脈に沿った点線（＊）は……。

　レジG　はい，これは僕なんですけど，＊印の点線は右胃動脈の背側で，両方向からPHAを観音開きにしているラインです。

　部長　GDAをテーピングするときに，CHAだけからでなくPHAのほうからも剝離をするのは大事なことだね。

　ようすけ　このときに，オクトパスの筋鉤を肝S4あたりにかけて，しっかりと頭側に牽引するのがポイントだよ。そうするとPHAが頭尾方向にピンと張るので，剝離しやすくなるから。

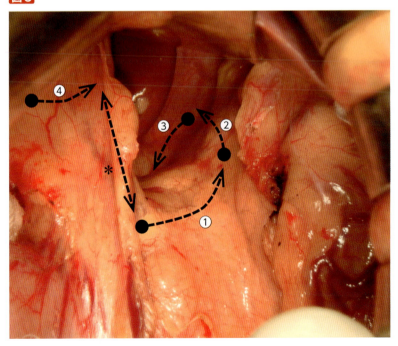

図6

レジG 写真の上にラインを引くときにも感じたのですが，このときに右胃動脈が切れていないと，PHAの前面にスペースがなくてとてもやりづらく感じるのですが．

部長 第2助手の展開を工夫するといいよ．決して膵臓を押し付けるのではなく，尾側に引きながらも，少し持ち上げるようにすると，PHAと右胃動脈との間の角度が開くし，GDAとの関係も立体的になってわかりやすい（図7☆印）．具体的には，助手が膵臓を尾側に引くと同時に，少し指を広げるイメージかな．

石ちゃん 確かに④のラインのように，胆嚢を肝臓から剥離して右側からPHAにアプローチすることもありますよね．そのほうが右胃動脈が邪魔にならない気がします．

レジG ではいよいよ，スタッフ4名の書いたシェーマを提示します（図7〜10）．スタッフもなぜか匿名希望ですが……，なんと！

レジI ライン①のスタートがほぼ一致している！！

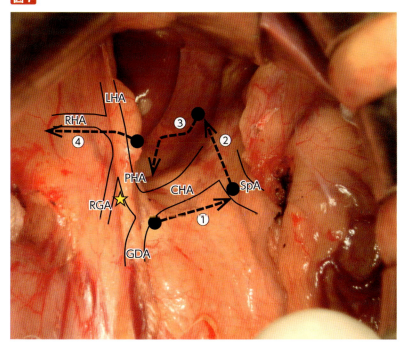
図7

LHA：左肝動脈
RHA：右肝動脈
PHA：固有肝動脈
RGA：右胃動脈
GDA：胃十二指腸動脈
CHA：総肝動脈
SpA：脾動脈

Ⅲ 胆管切除・膵切除の Q&A

レジG そのうち2人は，頼んでいないのに動脈のシェーマも描いてくれたんです。「奥の解剖がイメージできなきゃ線なんて引けないよ！」というメッセージなのかもしれません。部長のお好みはどれでしょうか？

図8

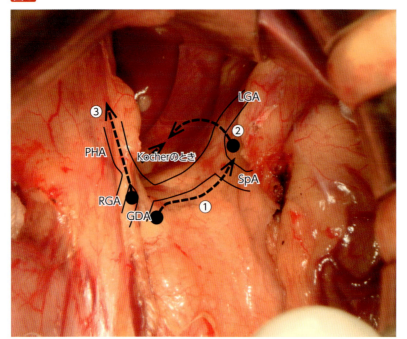

LGA：左胃動脈

図9

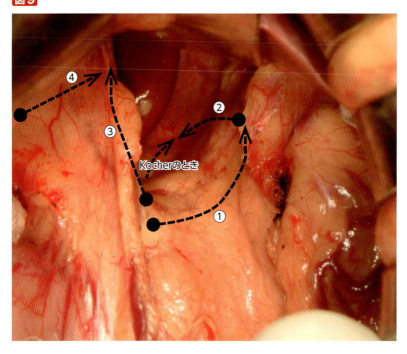

120

5. 膵上縁の郭清のコツは？ PD 編

　部長　さすがにここまで来ると微妙な差だけど，図8と図10かな。単に脂肪組織と膵臓との境界を切るのではなくて，#8aリンパ節の「輪郭」を意識して，その尾側で剥離するのがいいと思うから。

　石ちゃん　僕が描いたのは図9なので「がっかり」ですが……，実際に線を描くことで，もう少し郭清範囲の「角」を意識してライン取りをするべきだな，と気付かされました。これはイメージトレーニングの題材として活用できそうですね。
　では，最後にこれらを踏まえてレジデントが行った膵上縁の郭清を見て終わりましょう！（Video 40）

図10

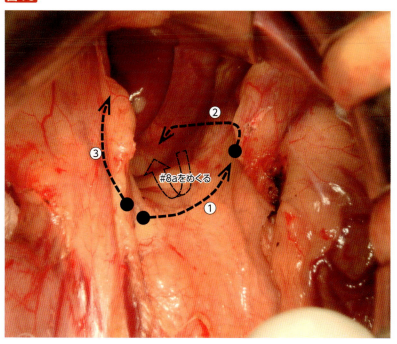

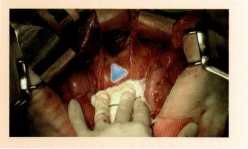
Video 40　膵上縁リンパ節郭清PD編

Ⅲ　胆管切除・膵切除の Q&A

- 膵上縁の郭清は，血管だけでなくリンパ節の形も意識して。
- GDAにはCHA，PHAの両方からアプローチする。

- 膵上縁の郭清は基本的には＃8aリンパ節を剥離することから始まる。
- 解剖に沿った剥離ラインをイメージする。

Ⅲ　胆管切除・膵切除のQ&A

6. 膵上縁の郭清のコツは？
DP編

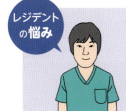

レジデントの悩み　前回はPDのときの膵上縁処理について教わりました。DPも基本は同じだと思うのですが，PDよりは症例が少ないですし，切除の方向も逆なので，手順を確認したいです。具体的には，#8a/pリンパ節や#9リンパ節を標本のどこと連続させるべきか，左胃動脈や脾動脈周囲の剥離の注意点，などです。

ディスカッション

レジG　まず，視野展開の方法が，部長流と祐先生流の2通りあると思うのですが……。

DP：膵体尾部切除術

部長　まず小網を切開して，オクトパスの長い筋鉤を肝臓の尾状葉にかける。そして第2助手が，膵上縁とCHAとの境界が見えるように膵体部を尾側に牽引する視野が基本だね。#8aリンパ節の輪郭を意識して，膵上縁との間を剥離していくのはPDと同じ。#8pリンパ節の背側は，SMAから膵鉤部に連続する膵頭神経叢第Ⅱ部の線維を「なめる（背側に残す）」ようなラインで。そうすると，#8a/pと#9リンパ節は，最終的にはCHAの背側で膵体部に連続しているはず（**図1**，**図2a**）。

CHA：総肝動脈
SMA：上腸間膜動脈

祐くん　僕は右胃大網動静脈の尾側で網嚢腔を開放して，胃を頭側に翻した展開にするよ。そのほうが，左胃動静脈がピンと張って，CHAと脾動脈との分岐がわかりやすくなるからね。部長はCHAをブラブラにして，#8pリンパ節を含む背側の組織を徹底的に持ってくるから，CHAの後ろ側でリンパ節が標本につながるけど，#8aをさらっと取ってくるときは，リンパ節を含む組織が膵の前面に連続する形で取れてくることもあるし，別取りすることもあるよ（**図2b**，**図3**）。

レジI　DPのときも，GDAの根部を見に行ったほうがいいんですか？

GDA：胃十二指腸動脈

123

Ⅲ　胆管切除・膵切除の Q&A

部長　郭清右側の終点を決める意味でも，#8aリンパ節をCHAから浮かせた後にGDAとの「角」を見に行くね。膵臓を切る位置が門脈より右側なら，膵臓へ入る小枝を処理してGDAを膵実質から浮かせる必要がある。

ようすけ　ここは細かい血管が多いから，確実に結紮していってね。

図1　小網を開放し，胃を尾側に引いて膵上縁にアプローチ

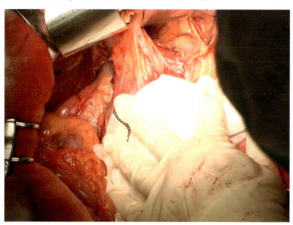

図2

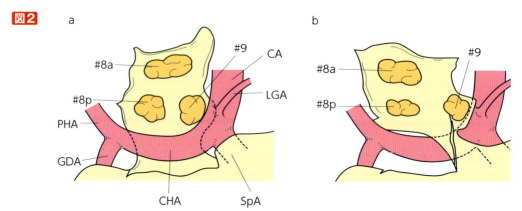

図3　胃を頭側に翻して膵上縁にアプローチ

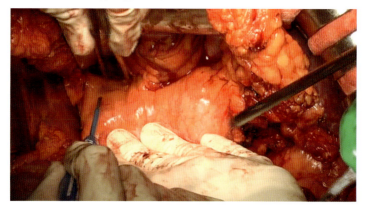

124

6. 膵上縁の郭清のコツは？　DP編

レジK　#8aリンパ節の周囲をCHAから剥離するときですら，細かい枝からよく出血してしまい，憂鬱になってしまいます……。

部長　#8aリンパ節に出入りする小血管は丁寧にエネルギーデバイスで処理することだね。リンパ節に切り込んでも出血するから，その都度しっかりと凝固止血する。前回(p.114)も話題に出たけど，そもそもリンパ節を剥離するラインは決まっていて，あっちこっち無駄な剥離をするから出血するんだよ。最近のスポーツ中継は，画面にCGで作った線が合成されていることがあるけど，手術中にも，電メを入れるべき1本の切り取り線が見えてるよね？
　こんなふうにね（Video 41）。

レジ皆　……。

祐くん　止血の基本も思い出してほしい。この辺は意外に勢いよく出血するけど，ひるまずに，術者自ら吸引管を持って出血点を見つけて，最適な止血方法を速やかに考えること。割れたリンパ節からの出血ならじっくり焼けば止まるけど，小血管からの出血ならまわりを剥離し直して結紮やデバイスで処理したほうがいいときもある。CHA近くで電気メスを使うときは，熱損傷しないように通電時間にも細心の注意を。

ようすけ　止血の操作中に左胃静脈を損傷してさらに傷口を広げてしまうこともあるから注意してね。術前CTで解剖を確認しておくこと。

レジG　脾動脈周囲の処理に移ります。実はこの間，脾動脈だと思ってテーピングした血管が実際には左胃動脈だったことがありました。視野は，小網を開けて胃を尾側に下げるアプローチだったのですが，誤認を避けるための対策はありますか？

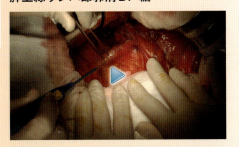

Video 41　膵上縁リンパ節郭清DP編

125

部長 この視野展開だと，左胃動脈が寝てしまって脾動脈と並走することがあるからね。こうならないように，胃の前面からアプローチする場合でも，左胃動脈の裏側に筋鉤を入れて，脾動脈との角度がつくように上にピンと牽引するべきだったね。CHA沿いの剥離を連続させて，左胃動脈と脾動脈の根部を両方露出させれば間違いはない（図4）。

レジI その点では，胃を頭側に翻転させる「祐先生流」の視野だと，左胃動脈が自動的に立ち上がるのでわかりやすいですね。

石ちゃん 言うまでもないことだけど，CHAや脾動脈根部の周囲からは背側膵動脈が出るからね。これは確実に処理しておかないと，術後膵液瘻が起きたときに取り返しのつかないことになるよ……。

レジK 出血ですよね……。脾動脈周囲の神経を剥くかどうかも関係すると思うのですが。

部長 もちろん，脾動脈根部から腫瘍が十分に離れていれば，神経を剥く必要はないよ。そのほうが組織が丈夫だし，結紮しやすいからね。周囲神経への浸潤が疑われるときは，血管を熱損傷させないように，メッチェン剪刀で鋭的に，少しずつ神経を剥離していく。

ようすけ DP-CARや，左胃動脈を温存したmodified DP-CARに変更する，というオプションもありますね。

DP-CAR：腹腔動脈幹合併膵体尾部切除術

図4

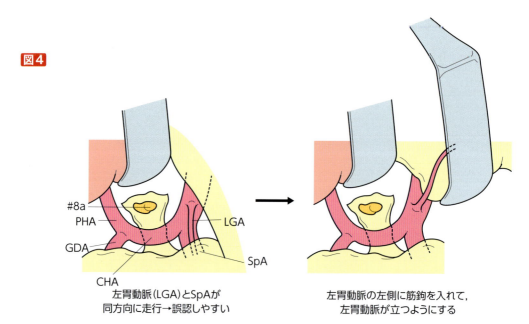

左胃動脈（LGA）とSpAが同方向に走行→誤認しやすい

左胃動脈の左側に筋鉤を入れて，左胃動脈が立つようにする

6. 膵上縁の郭清のコツは？ DP編

レジI 脾動脈はいつ切離しますか？

部長・ようすけ この段階で切ってるね。

祐くん 僕は，膵臓を切った後に脾動脈であることを再確認してから結紮切離しているよ。通常，左胃動脈根部をそこまで露出させないからね。

レジK 脾動脈を切った後，特に後腹膜一括郭清をするような場合には，椎体の左側を真下に掘っていくような深い視野になって，太った患者では手術が停滞してしまいます。地道にいくしかないんでしょうか？

部長 根気よく丁寧に剥離するのは大事だけど，毎回毎回無駄な時間をかけているようじゃ上達は見込めないよ。術前CTでも血管の解剖を予習できるんだから，「ここにはあの血管があるはず」，「ここにはないはず」と予測しながら，メリハリをつけて剥離しないと。

HIRO アメリカだったら，ごっついシーリングデバイスを使って一気に進めるところだけど，それでも基本的なアナトミーを把握しているから，安全に速くできるんだよ。

石ちゃん DPは消化管の再建がないからか，PDよりも注目されない存在だけど，視野だけでなく手技的にも「奥深い」術式だと思います。次回取り上げる，「左腎脱転」と併せてマスターしましょう。

部長からの一言
- DPでは，総肝動脈，脾動脈，左胃動脈を立体的に展開する。

おさらいPoint!
- 脾動脈(SpA)根部処理は左胃動脈(LGA)を確認してから。

手術シェーマ作成の重要性

レジI

井上先生，がん研に来て何が大変って……，部長からスタッフから先輩レジから，みんなシェーマへのこだわり，評価が厳しいことっス……。今までいた施設では，術前シェーマも描いてなかったし，手術記事も，その日のうちにあっさり書き上げることができる簡単なやつで済んでたんで……。今はほんと，手術時間よりもシェーマのほうが時間かかるんですよー（涙）。

レジG

僕も来た当初はカルチャーショックだったし，今でも大変だよ。昨日もオペレコに4時間かかったし。

あはは，がん研レジ君たちは，みんな通る道だよね。でも，2年目3年目になってくると，見違えるくらいシェーマが上手になるし，作成時間も短縮する。そして何より，手術そのものが上達するんだぞっ。

ようすけ

レジI

それ，部長にも言われました……。でも，シェーマと手術の腕とどう関係あるんすかね。

僕の経験から言うと，シェーマの正確さと緻密さは，解剖だけじゃなく手術手技の理解度まで反映する「鏡」だよ。特に，今手術を学んでいるみんなにとってはね。僕も大学の駆け出しの頃は，教授の目が厳しくてね。カンファのたびにダメ出しされて，夜な夜な泣きながら術前シェーマや手術記録と格闘してたよ。

ようすけ

飛び入り参加するけど，当時からようすけは，トレーシングペーパーに動脈，門脈，胆管を別々に書いて，3枚重ねるっていう，図画工作みたいな工夫をしてたよね。

石ちゃん

128

手術シェーマ作成の重要性

レジG

ようすけ先生にもそんな時代があったんですかぁ。

ようすけ

あったあった(笑)。というか，大学のときは手術をやる機会よりも，偉い先生の代わりにシェーマを描く機会のほうがはるかに多かった。でも，その「下積み」というか「下描き」の土台があったから，がん研で執刀の機会をもらったときに，昔の手術記録がフラッシュバックして役に立ったんだ。今でも，執刀した症例の手術記事は全部大切に，自分のものにしてるつもりだよ。

レジI

手術の理解度……かぁ。オレ，今どんな理解度なんだろうなぁ。

物事の理解度を分類した尺度が知られてるよね。手術用には，
① ── 手取り足取り教わればわかる
② ── 自分で見てわかる
③ ── 理解・記憶したものを，頭の中では再現できる→ある程度の助けがあれば執刀できる。
④ ── 理解・記憶したものを外部に表現できる→シェーマが正確に描ける→ほとんどの部分を自力で執刀できる。
⑤ ── 人に教えられる→下級医を相手でも安全な手術ができる。

って言い換えられるかな。シェーマを描くこと，手術記事を仕上げることは2〜4の訓練に他ならない。みんなはがん研レジデントのうちに，4までは是非マスターしてほしい。そのために十分すぎるシェーマを描く機会があるはずだ。その土台があると，次のステップ，次の立場に上がったときに一気に伸びると思う。

レジK

わかりますけど，シェーマを描かなくても，絵が下手でも，手術が上手な先生はたくさんいますよね。

ようすけ

もちろん，絵なんて描かなくても，場数をこなせばこなすほど手術はうまくなるよ。でも，それはパターン認識を積み重ねた「慣れ」に近い上達だと思う。ここを剥がすと膵頭部が出てきて，膵頭部と周囲の脂肪の色の境界線を分けていくと，門脈の青い壁が見えてきて―みたいな。「慣れ」は必要だけど，立体的かつ解剖が複雑な肝胆膵手術では，パターン認識だけだと壁に当たる。いつもと違う解剖学的変異や，予想外の癌の浸潤があった場合に応用が利かない。何より，うまくなる「速度」が違う。

コラム 9

レジG
確かに，術前シェーマもいざ描いてみると，dynamic CTの隅々まで読み込まないと正確に描けないですよね。何回もスライスを前後させて，1本1本の脈管の前後関係や分岐の位置を描いていくと，いつの間にか解剖そのものが頭に入ってます。

レジI
写経みたい……。

その訓練は肝・胆・膵すべての領域で，たぶん他のどんな手術でも役立つよね。そして実際の手術は，術前にシェーマを通じて自分が獲得した「理解」の「答え合わせ」というわけだ。

ようすけ

レジI
「答え合わせ」かー，深いですね。そういえば部長も先週，難しい肝切除だったんですけど，手術の朝に「頭の中ではもう取れている」って言ってました。

レジK
僕もこの間，術前シェーマのダメ出しを喰らって2回も描き直した症例があって，先生をお恨み申し上げたんですけど，その甲斐あってか，手術のときにはほぼ自分のイメージどおりに解剖が把握できました！

それそれ！ その体験を1例でも多く味わってほしい。自分が描いたイメージと実際に手術で出会った風景が違うことも多いけど，それはそれで大切な経験。そのたびに，何がズレていたのか？ 認識不足なのか？ 術中の授動操作が理由だったのか？ がんの浸潤が影響したのか？……，反省しながら今度は手術記事のシェーマを描いてみる。そうしているうちに，CTを一度スキャンしただけで，手術の3Dイメージが頭に浮かぶようになる……かもしれないよ？

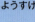
ようすけ

レジI
悟りの境地ですね！ 早速明日のカンファの準備，がんばりやす！

レジG
では，シェーマを作るときのポイントを教えてください，画伯。

そうだなぁ……。時間がたくさんあるなら，目指すのは「紙芝居」かなぁ。

ようすけ

手術シェーマ作成の重要性

レジI

「紙芝居」……，僕の世代じゃないからわからないですよ。

紙芝居は，臨場感を出しながらわかりやすく物語を進めるために，その場面のキーとなる絵を示していくよね。枚数には制限があるから，無駄なく必要な情報を入れることが求められる。大学のときは結構時間をかけられたから，長い手術だとシェーマが10枚に及ぶこともあって，「紙芝居みたいだ」って言われたことがあったんだ。

ようすけ

レジK

さすがに10枚もシェーマ描く余裕ないですよ。もしかしてここはブラック……？

だよなぁ，みんな忙しいもんな（汗）。じゃあこういう原則で描いていこう！

①術者でも助手でも，自分が初めて経験する手術は，なるべくシェーマを多く作成する（特に郭清や再建法は詳細に）。
②自分以外の外科医が読んでも，同じ手術を再現できる手術記事を目指す。
③描いていくうちに，定型化して毎回同じといえる工程は新しく描かなくてもよい。

ようすけ

レジG

もう少し具体的な，描き方のコツはないですか？

「線」が大事。脈管や臓器は黒い線でしっかり輪郭を描く。「前後関係」にも注意して，どの構造物が第何層にあるのかがわかるように描く。初めは術中写真やビデオを参考に描いてもいいけど，慣れるとフリーハンドで描けるようになるよ。あとは，色を付けるとより見やすくなる。がん研は，というか「ようすけ式」かもしれないけど，動脈は朱色，静脈は青／水色，胆管は黄緑，膵臓は黄色，癌病巣は赤，というようにある程度共通化されているから，カンファでもみんなが一目見て理解できるよね。

ようすけ

レジG

術前シェーマと手術記録で違う点はありますか？

手術記録のほうがよりダイナミックになると思う。動かす前の臓器の位置関係は術前画像でも描ける。でも肝臓を授動したらどう変形するのか，中肝静脈は離断面にどういう風景で見えてくるのか，離断面に口を開けている胆管断端は肝内をどう走って来ているのか，膵癌の後腹膜郭清はどのラインを剥

ようすけ

131

ようすけ: がしてきているのか，……こういった生きた風景をシェーマで表現することで，解剖の理解が深まると同時に，前に述べたパターン認識も早くなる。次に同じ場面に遭遇したときに，あらかじめ予想して対処できる。

レジI: でも，最近のようすけ先生のPDのオペ記事，脈管の処理は詳細だけど，術野で臓器を動かしたダイナミックなシェーマが少ないような……。

ようすけ: ぐっ（図星）……。ゴホン。ま，まぁ，ある程度PDの件数をこなしてくると，結局脈管をどこで処理したかが一番大切で，そこさえ押さえて描けば十分に再現できるようになるんだよね……（汗）。っていうか，それを若い君たちが初めからマネしちゃいかんぞ。そういえばこの間のI先生の手術記事は，明らかに手抜きだったじゃないか！ スタッフは，手術記事の質でもみんなの実力や熱意を評価しているんだからね。

レジI: ぐぐっ……（まさにヤブヘビ）。はいっ！ 屏風から虎が出てくるようなダイナミックな手術記事を目指します。

ようすけ: いい機会だから，実際に手術記録を作るところを見せてあげるよ。さっき終わった膵頭十二指腸切除術を描くから，ビデオ回せる？

レジK: OKです！

ようすけ: 今日は，SMA周囲神経叢への浸潤がないResectable膵頭部癌の術前診断で手術に臨んだ。予定どおりなら，さほど特別な記述が必要のない手術のはずだったけど，実際には①SMA周囲神経叢に浸潤を疑う硬化があり，「LevelⅢ」の神経叢半周郭清に切り替えたこと，②術前MRIでも描出されていなかった副肝管がCalot三角の剥離中に見つかったこと，の2点がポイントになる。特に②はあまり経験しないので，次に遭遇することも考えて詳細に描こうと思う。

レジG, レジI, レジK: お願いします！

ようすけ: まずSMA周囲を中心に，脈管の解剖を描いて，病変とSMA周囲神経叢郭清のシェーマを作ろう。処理された空腸動脈，静脈も再現する。僕は水性ボー

132

手術シェーマ作成の重要性

ルペンの0.4mmか0.3mmを使うことが多いです。

★ビデオで線画の作成場面（SMA周囲郭清）を見てみよう。

 線画作成　SMA周囲郭清

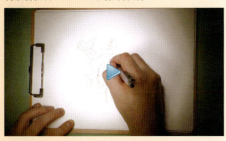

レジI

鉛筆で下描きしないんすか！？

以前はしてましたよ，もちろん。数多く描いてると，フリーハンドでも描けるようになるけど，うまく描けないと全部描き直しになっちゃうから，好みの問題だよね。

ようすけ

レジK

描くうえでの順序はどうですか？

一番表現したい，残したい部分を中心にしながら，全体像に広げていく。すべての要素を詳細に描き込むとかえって見づらい。あと，初めて行った工程は，ステップごとに何枚かに分けて描くとわかりやすいし，自分にとってよい復習になる。

ようすけ

★ビデオで線画の作成場面（副肝管処理）を見てみよう。

 線画作成　副肝管処理

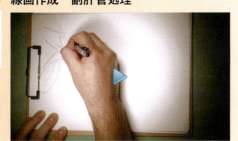

133

コラム9

 レジG：ボールペンでの線画ができましたね。

 ようすけ：なるべくシンプルな線で描くようにしてます。絵画ではなくてシェーマだからね。次に色を付ける。脈管は丸みを帯びるように着色すると見やすくなる。

★ビデオで色付け場面を見てみよう。

 Video 44　色付け　SMA周囲郭清

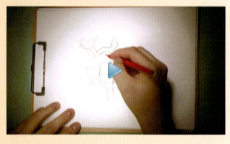

 Video 45　色付け　副肝管処理

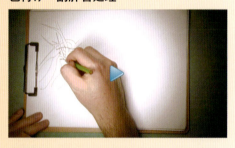

 レジI：おお，確かに動脈っぽい！

 ようすけ：がんの進展は，実際に視触診で感じた範囲を描く。この辺の描き方は人それぞれだと思うけど。

 レジK：これでシェーマ原画が完成ですね。早いなー。パソコンにはどうやって取り込むんですか？

手術シェーマ作成の重要性

ようすけ

シェーマに手描きで注釈を入れてもいいけど，スキャナ取り込みでパワポに載せたほうが，コメントや追記がしやすいし，ファイル管理がしやすいよね．JPEGで出力して，WORDで作成した本文中にシェーマのスライドを挟んでいく．これで"紙芝居"の完成さ．紹介元の病院に退院の報告を送るときにも，これの資料を添付すればより詳細に情報が伝わるでしょ．

レジG

確かに，術前に1回，実際の手術，そして手術記録と，少なくとも3回は同じ手術をしていることになりますね．手術が倍速で上達するのがわかる気がします！

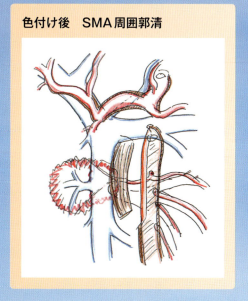

色付け後　SMA周囲郭清

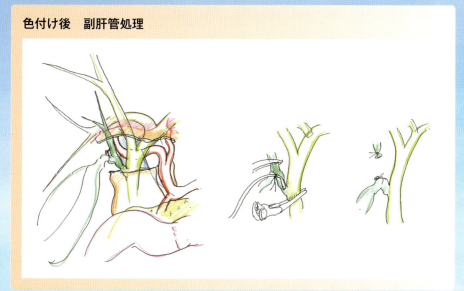

色付け後　副肝管処理

Ⅲ　胆管切除・膵切除の Q&A

7．#13の郭清のコツは？

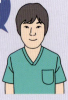
胆管癌の手術で#13リンパ節を郭清しますが，正直，自分が前にいた病院よりも徹底的にリンパ節を切除している印象です。自分が術者になるのはもう少し先でしょうが，この操作のコツや注意点を教えてください。

ディスカッション

部長　今回はまたマニアックなテーマを選んだね。手技の流れとしては，まず十二指腸に沿って上縁の動静脈を順番に切離していくと，膵実質の表面に到達する。次に，#13aリンパ節と膵実質の共通の腹膜を切離し，膵右側から背側に付着するリンパ節を剥離していく。#13aリンパ節は「わらじ」のような平べったい形をしていて，膵背側に広く付着しているよ。リンパ節に切り込むと出血するから，輪郭を意識して剥離を進めること（図1）。

レジK　リンパ節と膵臓との間が見分けにくいときがあるのですが……。

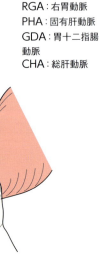

図1
まずは十二指腸に沿って動静脈の処理

RGA：右胃動脈
PHA：固有肝動脈
GDA：胃十二指腸動脈
CHA：総肝動脈

部長 実際には，そこには粗な層がある。ただしリンパ節と膵臓との間に小血管が交通しているから，これを処理していかなくてはいけないんだけど，細くて結紮も難しいから，LigaSure™などを上手に使うといい。

祐くん リンパ節の周囲でいきなり膵臓を露出しようとすると，実質に切り込んでしまうこともありうるよ。『がん研スタイル（メジカルビュー社）』にも書いたけど，僕はまず総肝動脈の周囲で膵上縁の輪郭を出しておく。そうすると，膵実質と十二指腸や肝十二指腸間膜表面との「深さ」がわかるから，十二指腸上縁のレベルで膵を露出していくときにとても安全にできるんだ（図2）。

レジG 後上膵十二指腸動脈（PSPDA）は切りますか？

祐くん PSPDAが分岐する位置と，胆管を切離や郭清の程度によるね。GDA根部付近からPSPDAが分岐していれば，かなり頭側，つまり切除範囲に含まれる部分を血管が走行するわけだから，当然切離することになる。この場合，尾側でPSPDAをもう一度切離することになるわけだけど，その他にも途中で膵臓への枝を数本出すから，出血させないように気をつけること。一方，GDAの末梢からPSPDAが分岐するタイプなら，これを切離しないで郭清を進めることもできる。ただし，膵内胆管をかなり深く追求して切離しなくてはいけない場合は，いずれにしてもPSPDAを切離することになるかな（図2）。

図2 PSPDAの処理

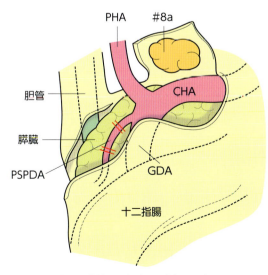
GDA根部から分岐する場合は2度切りになる

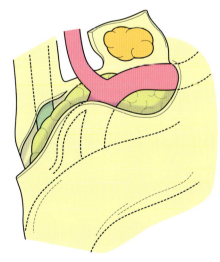
GDA末梢から分岐する場合は処理しないこともある

部長 PSPDAからは膵臓だけでなく胆管にも数本小枝を出すから注意が必要だよ。GDA周囲も血が出やすいよね。GDAの真ウラの神経は膵との癒着が強いから要注意。

石ちゃん ＃13aリンパ節を膵から剥離していって，最終地点はやはり……。

部長 SMA根部。＃13aリンパ節の郭清をSMAに向かってキッチリ進めると膵内胆管が十分に露出されるんだけど，ラインが頭側にずれると尾側の郭清が不十分になってしまう。このとき，だから，前立ちがSMAの根部を見せるようにしっかり展開することが大事になる。もちろん，＃13aリンパ節郭清に先立って，Kocher授動はしっかりやっておくんだよ。レジIはこの前立ち上手かったね。何かコツをつかんだ？

SMA：上腸間膜動脈

レジI いや，天性の「センス」で！……というのは嘘で，SMAが真っすぐ伸びるように，膵頭部を押さえつけるのではなく真上に引き上げるように気を付けました（**図3**）。

レジG このとき，結腸を足側に落とさないと膵頭部を持ち上げたときに引っかかってしまうから，第2助手は結腸を牽引する力をむしろ弱めたほうが，膵頭部背側がうまく展開できると思います。

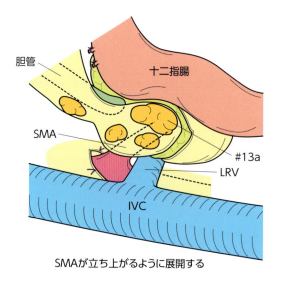

図3
1助手の展開のコツ

SMAが立ち上がるように展開する

IVC：下大静脈
LRV：左腎静脈

祐くん　僕も#13aリンパ節郭清の着地点はSMA根部周囲だと思う。Kocher授動で左腎静脈を出したら、SMAが立ち上がる部位をきちんと見ておく。SMAの真上はCHAの背側だから、Kocher授動の視野で膵頭部を挙上して行う#13a～#8pリンパ節の剥離と、膵上縁から#8p周囲を剥離する操作は実は同じことをしている。どちらから攻めてもいいと思うよ（ Video 46 ）。

レジ I　部長がよく「ナントカ半島」と言っているのは何のことですか？

部長　呼び名は能登半島でも津軽半島でも、何でもいいのだけど、胆管が膵に入るところの膵実質はフラットではなく、通常は一部が頭側に半島状に飛び出している、っていうことを言いたいんだ。膵内胆管の周囲を剥離するときに、この半島状に飛び出た膵実質を損傷しないように気を付けないといけない。

石ちゃん　特に胆管癌患者の多くはsoft pancreasだろうし、ここでの膵液瘻は術後経過に直結するから要注意ですね！

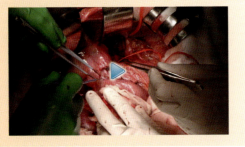

Video 46　膵後面リンパ節郭清

部長からの一言
- #13リンパ節の郭清は、膵の輪郭をしっかり認識し、過不足なく行うこと。

おさらい Point!
- リンパ節の輪郭を意識し、SMA根部に向かうように#13郭清。
- 膵実質とリンパ節の間を意識しながら郭清。

Ⅲ　胆管切除・膵切除のQ&A

8. 肝十二指腸間膜の郭清をきれいに行うためには？

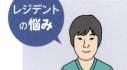

肝動脈や門脈，胆管を損傷させずに，過不足なく肝十二指腸間膜リンパ節の郭清を行うコツがあれば教えてください。特に，僕たちは「総胆管を切除する必要がない」症例の郭清を任されることが多いのですが，それはそれでやりにくい部分もありますし……。

ディスカッション

石ちゃん　確かに，胆管を残す場合，虚血による狭窄や遅発性の穿孔が起きないように注意する必要があるからね。

レジG　まず適応について確認です。胆管切除を伴うリンパ節郭清は，膵頭十二指腸切除や肝門部胆管癌に対する拡大肝葉切除，総胆管浸潤のある胆嚢癌などで一般的に行いますよね。逆に胆管を温存できるのはどんな疾患ですか？

ようすけ　総胆管浸潤のない胆嚢癌の予防的リンパ節郭清や肝門浸潤を伴わない肝内胆管癌，などだね。がん研では，転移性肝癌で肝門リンパ節転移が陽性の場合もこの方法でリンパ節郭清を追加しています。

レジK　では手技面です。よく肝十二指腸間膜を「観音開き」にする，と言います。しかし実際には，肝十二指腸間膜の中には肝動脈，門脈，そして胆管が立体交差するように走っているので，単純に1本縦に切開を入れて「観音開き」にするような直線的なラインではリンパ節を取ってこれないと思うのですが……。

部長　ここの郭清のイメージは，「リンパ節を取りに行く」と言うよりは「残すべき脈管を温存した結果として，それらの間のリンパ組織が全部取れてくる」という感覚をもつべきだね。

8. 肝十二指腸間膜の郭清をきれいに行うためには？

 祐くん 僕もそのイメージで郭清しているよ。温存すべき脈管が1つ少なくなるぶん，総胆管を切除するリンパ節郭清のほうが手技としてはシンプルだし，当然のようにしっかりリンパ組織を郭清できる。胆管を温存する場合はリンパ節の「郭清」というよりも「ワイドサンプリング」に近いこともあるね。胆管と肝動脈との間にどうしても組織が残ってしまうから。

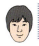 **レジG** 胆管を温存する場合の肝十二指腸間膜リンパ節郭清の手順をもう少し具体的に教えてください。まず，どこから剥離を開始すべきですか？

 部長 総胆管浸潤のない胆嚢癌を例に挙げると，#13リンパ節を郭清した後，まず総胆管の右側に沿って肝十二指腸間膜を「観音開き」する。胆管の虚血を防ぐために大事なのは，PSPDAから分岐して総胆管と並走する3時，9時方向の動脈を温存するように意識すること。#12bリンパ節の輪郭をイメージしながら剥離を進めるけど，このとき，総胆管周囲の結合組織は胆汁の緑色に染まらない程度に残す。つまり，胆管の壁が薄くなりすぎると「和紙」のようになって，穴は開かないまでも，壁からわずかな胆汁が滲み出てしまう。これは剥離しすぎのサインだね（**図1a, b**）。

PSPDA：後上膵十二指腸動脈

図1
a. 肝十二指腸間膜の縦の郭清ライン

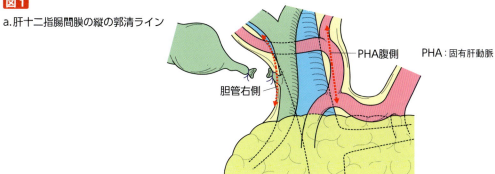

PHA：固有肝動脈

b. 肝十二指腸間膜の郭清ライン（断面図）

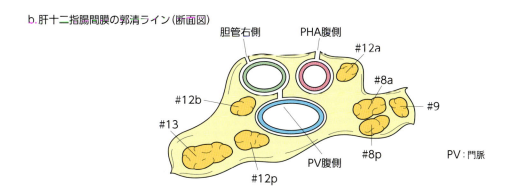

PV：門脈

141

Ⅲ　胆管切除・膵切除のQ&A

　レジI　確かに，総胆管に近づきすぎて，胆管壁が金魚すくいの「和紙」のように胆汁を含んで，緑がかってしまったことがありました．胆管を剥きすぎないためのコツはありますか？

　ようすけ　総胆管周囲の結合組織を十分に牽引しておいてから，胆管壁から数mm離れた位置に電気メスの先端をわずかに当てて一瞬通電させると，結果的に1mm程度の結合組織を残して胆管壁を剥離できるよ．

　レジG　総胆管の周囲を剥離した後はどこを剥離しますか？

　部長　尾側のラインとして膵上縁の郭清を行った後，固有肝動脈の腹側でもう一度肝十二指腸間膜を「観音開き」して，左右肝動脈を露出していく．最後に門脈の腹側を「観音開き」して，このラインの左側～背側にあったリンパ組織を門脈の後ろから時計回りに回転させることで，肝十二指腸間膜の右側，つまり標本側の組織と連続させることができるよ（**図1a, b**，**Video 47**）．

　レジI　頭の中でイメージできてきました！　最後に，肝十二指腸間膜郭清の頭側のラインはどこになりますか？

　部長　なかなか鋭い質問だね．もちろん肝切除する場合は考えなくていいけど，肝切除をしない場合は，確かに肝門部の組織をどこまで郭清するか考える必要がある．例えば，肝門の右側では，右肝管の損傷を避けながら右肝動脈の周囲をしっかり郭清しなければならない．左側では，門脈臍部をしっかりと露出して，小網の付着部まで左肝動脈周囲の郭清を行う．残すべき脈管は必ずテーピングして，こまめに走行を確認するように．

　石ちゃん　郭清が進んで動脈が「ぶらぶら」になってくると，テーピングして確保していたはずの血管を背側から損傷してしまうことがあるから要注意ですね（**図2**）．

Video 47　肝十二指腸間膜郭清

142

8. 肝十二指腸間膜の郭清をきれいに行うためには？

部長 筋鉤や助手の展開の仕方で，血管の位置関係が随時変わっていくからね。基本は，第2助手のテンションとオクトパスの鉤をうまく使って，固有肝動脈が一直線になるような視野を作ると，血管の位置関係がわかりやすくなるよ。

レジK 胆管切除する場合も基本的な手順は同様ですか？

祐くん 基本的には同じで，胆管周囲の剥離が不要なぶん，今まで話した手技よりひと手間少なくなるね。ただ，胆管を切除する症例はリンパ節を十分に郭清する必要があるということだから，肝動脈や門脈の壁をより露出する層で剥離することになるよ。

レジI 『がん研スタイル 膵癌・胆道癌（メジカルビュー社）』で，祐先生が詳しく書いてますよね！

祐くん そう，自宅用と病院用を買って熟読してね（笑）！ ただ，肝門部胆管癌の肝十二指腸間膜郭清を実際にやったことのあるレジデントはいる？
1人でするには，なかなかハードルが高い手技だよ。だから，全体の手順を勉強するのもいいけど，助手をしているときに「どうやってスタッフが脈管を露出したか？ 道具や剥離の手順，深度はどうか？」という一つ一つの技術に注目してマスターすると，自分が術者を任されるような他の術式にも応用ができていいと思うよ。

RHA：右肝動脈
LHA：左肝動脈
PHA：固有肝動脈
GDA：胃十二指腸動脈
CHA：総肝動脈

図2

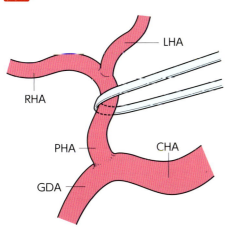

動脈の可動性が増すと，牽引の方向によっては損傷のリスクあり

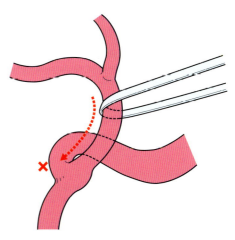

CHAが右側に位置することがある

143

Ⅲ 胆管切除・膵切除のQ&A

- 肝十二指腸間膜郭清は「残すべき脈管だけを温存した結果としてリンパ節が取れてくる」イメージで。

おさらいPoint!

- 肝十二指腸間膜の郭清は残すべき脈管を露出する作業。
- 総胆管に剥離が近づきすぎないように注意。

針糸のできるまで

取材協力：株式会社 河野製作所（CROWNJUN®）

石ちゃん

今回は僕から質問だけど，毎日使っている"針糸"がどうやって作られているか知ってる？　例えば，デタッチ（コントロールリリース）の針と糸がどうやって接続されているか，とか。

レジG

（自信をもって）全然知りません！　外国製が多いし，企業秘密なんじゃないですか？

石ちゃん

国産の針糸工場があるんだよ。手術に役立つかもしれないから，今度の研究日に社会科見学してみようか！

　　　＊　　　＊　　　＊

石ちゃん

……というわけで，千葉県市川市にある，河野製作所にやって来ました。CROWNJUN®（クラウンジュン）という商品名の針糸，使ったことがあるんじゃないかな。ここでは「30μm」の針も作ってるんだ（図1）。リンパ管吻合などで実用されているらしいよ。

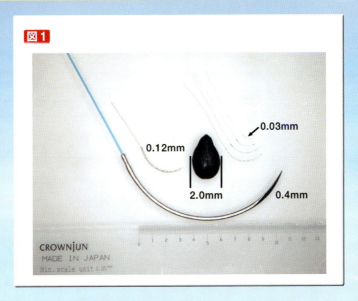

図1

145

コラム 10

レジI: すっげー！！ ゴマが巨大に見える……。写真にある一番大きな針糸でも，胆管空腸吻合で使う5-0なんですね。

レジK: そもそも，オペ中に「ヨンゼロ！」とか「ゴゼロ！」とか呼んでいますけど，糸の太さの単位って何なんですか？

石ちゃん: ここに資料があるよ（表1）。「米国薬局方（USP）」という基準で直径が決まっているんだね。消化器外科でよく使う2-0の糸の最小値が0.3mm，4-0がその半分の0.15mm，6-0がさらにその半分の太さ……。まぁ，ミリ数まで覚える必要はないけど，糸の直径が細くなる割合に比べて，抗張力は急激に弱くなることは知っておいたほうがいいだろうね。

表1

USP規格	糸の太さ（最小～最大, mm）		結節抗張力（kg）
8-0	0.040	0.049	0.07
7-0	0.050	0.069	0.14
6-0	0.070	0.099	0.25
5-0	0.100	0.149	0.68
4-0	0.150	0.199	0.95
3-0	0.200	0.249	1.77
2-0	0.300	0.339	2.68
0号(1-0)	0.350	0.399	3.90
1号	0.40	0.499	5.08
2号	0.50	0.599	6.35

レジI: それで細い糸を使うと，すぐ「切れちゃう」んだな……。

石ちゃん: 「切っちゃう」んでしょ？ 糸のせいにしないでよ！……では気を取り直して，針を作る工程から見せてもらおう（図2）。まず，素材となる針金を目的の長さに切断することから始まるんだね。この段階で，すでに先端は鋭利に研磨されているんだ。

図2

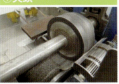
①尖頭

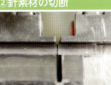
②針素材の切断

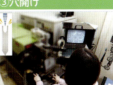
③穴開け

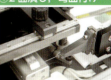
④2面潰し，彎曲付け

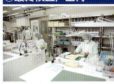
⑫最終検査，出荷

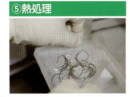
⑤熱処理

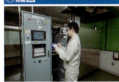
⑪滅菌

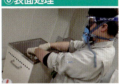
⑥表面処理

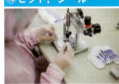
⑩セット，シール

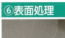
⑨外観検査

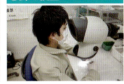
⑧糸との「カシメ」　⑦針の検査

レジK：素材の後ろ側には8cmくらいの長さがあるのに，捨てられてしまうんですね……。

石ちゃん：次の「穴開け」の作業がすごいんだ。

レジI：おおっ！　すごい速さで針の中心が打ち抜かれている……。これ全部手作業ですか？

石ちゃん：針糸の大きさによっては機械化もされているみたいだけど，この工場では直径80μmより小さい針は，工業用顕微鏡を使って社員さんが手作業で「割って」いるんだ。非常に微細な加工で不良も多く出てしまうけれど，熟練すると，そのほとんどが良品になるとのこと。

コラム 10

レジK:　膵管空腸吻合の運針もこのくらいの精度でできたら……。

レジG:　「2面潰し」というのは，持針器で持ったときに回りにくくするためですか？

石ちゃん:　そのようだね。

レジK:　その次の「彎曲付け」も職人技ですよね。金属って，元の形に「もどる力」があるはずですものね。この作業は機械には無理なんですか？

石ちゃん:　「角針」は側面の角が潰れると困るから，河野製作所では基本的に手仕事を採用しているけど，「丸針」は先端の形状を気にせずに機械に流すことができるようだね。

レジI:　針の最終工程の「表面処理」は，サビ止めですよね。

石ちゃん:　針の材料は硬質ステンレスだから基本的にサビないし，サビるような環境では使わないよね……。表面加工をして，滑りを良くしているとのこと。最後に針の「検品」をして，いよいよ縫合糸と出会うわけだ。

レジI:　なんかロマンチックですね！

石ちゃん:　……。この「カシメ工程」を見てほしい。さっき開けた穴に糸を差し込んで，糸を取り囲む金属を「ギュッ」とカシメる，つまり金属を潰して糸を挟み込むことで針に接合させているんだ。

レジG:　初めて知りました！　ほとんど毎日使っているのに……。デタッチ（コントロールリリース）と，糸がはずれない針と，どこが違うんですか？

148

針糸のできるまで

石ちゃん:「カシメ」る形状と面積を変えることで接着具合を調整しているみたいだよ。僕たちが想像しているよりも繊細に，針糸の種類によって加工方法が変更されているんだね。

レジK:だから，針の根元を持針器で持っちゃいけないんですね。せっかくの接合部が壊れてしまう……。

石ちゃん:この後，顕微鏡を使って針糸を「全数」外観検査をして台紙やパッケージにセットし，滅菌と最終検査を経て出荷されるんだね。

レジG:組織を通過するのは一瞬だけど，針糸は先端技術だけでなく，職人的な手作業を経て僕たちのところに届けられているんですね。なんか愛着が湧きました。次からはもっと針糸を大切に扱えそうです！

石ちゃん:普段使っている針糸を一度「凝視」してみるといいよね。構造を知ることは，針を持つ位置とか，糸をデタッチさせるときの方向とか，細かい手技を考えるときに役に立つと思う。

レジK:手作業の精度には驚きましたけど，先のことを考えると，こういう職人技がいつまで日本に残っているか，少し心配になります。

石ちゃん:だから最近のモノづくりの現場では，「職人技をロボットに覚えさせる」という試みも成果を上げているみたいだよ。そのうち，僕らの職人技……つまり手術も，ロボットにコピーされる時代になるのかもしれないね。生身の外科医としては，そういうのはもう少し先の未来であってほしいと思うけど……。

III 胆管切除・膵切除の Q&A

9.「漏れにくい」膵管空腸吻合,「漏れない」胆管空腸吻合をするためには？

レジデントの悩み　前立ち専任期間を経て，最近ようやくPDで再建を任せてもらえるようになりました。もちろん手順は完璧に覚えていますが，実際の手術では，運針の方向や深さなどの細かい点にまだ自信が持てません。膵管空腸吻合，胆管空腸吻合の注意事項を確認したいです。

ディスカッション

レジG　まずは膵管空腸粘膜吻合から，特にsoft pancreasで主膵管が細い場合に上手に再建するコツを教えてください。

部長　膵管空腸吻合は，主膵管の径にかかわらず，針を片端にした6-0PDS®を8本使用する。膵管空腸吻合の運針のポイントは，主膵管の壁だけでなく，その周囲にある膵実質になるべく深く針をかけること。膵実質が薄い場合は，膵管にかけた運針が膵実質の前壁や後壁から直接出てもかまわない。

レジK　運針の段階で，主膵管が実質ごと裂けてしまうことがあったのですが……。

部長　持針器を「こねる」ように操作すると主膵管が裂けてしまうよ。あと，針が刺入されたままの状態で，左手の鑷子で無理に針の先端をつかみにいかないこと。左手に集中するあまり右手に力が入って，組織を損傷するからね。そういうときは，針先を出した状態でいったん右手を離し，持針器で先端をつかみにいくテクニックも覚えてほしい。針の先端が出ていれば，針を離しても針先は動かないからね（**図1**）。

石ちゃん　針の持ち方を持針器に対して90°でなくてもっと鈍角にすると運針しやすいときもあるよ（**図2**）。

レジG　膵管空腸粘膜吻合の後，膵空腸密着吻合をするときのコツはありますか？

150

9.「漏れにくい」膵管空腸吻合,「漏れない」胆管空腸吻合をするためには？

　部長　柿田法でもBlumgart変法でも，膵断端に腸管の半周が密着するようにする（図3）。膵臓の厚さが薄くても厚くても密着の程度は変えていない。

　石ちゃん　腸管の半周を超えるように運針して膵に密着させるとそこで狭窄して，挙上空腸盲端の腸液の流れが悪くなるから気を付けて。

　祐くん　術後には腸管が浮腫むから，膵空腸密着吻合の糸を締め過ぎないことが大事だと思うんだけど，この結紮のテンションを伝えるのがなかなか難しいんだよな。

　石ちゃん　僕は，Blumgart変法で膵実質を貫通させる運針をする場合，1本目の終わりと2本目の初めで隣り合う糸の間をあまり空けないように心がけています。そのほうが，どの糸でも圧迫を受けない膵実質の面積が小さくなるので（図3）。机上の空論かもしれないけど……。

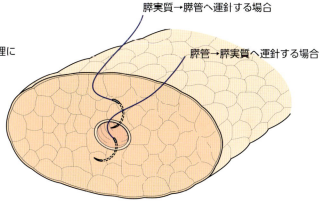

図1
・膵実質をより多くとって運針。
・針をかけたらいったん手を離す。無理に持針器をこねない。

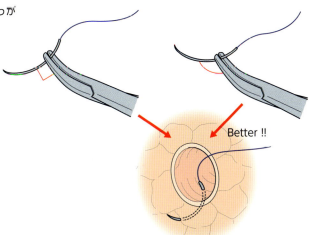

図2
持針器と針の角度が斜めのほうがかけやすい場合がある。

151

Ⅲ　胆管切除・膵切除のQ&A

みせっち　最後に空腸の前壁に出した糸を結紮していくときに，後壁のループがどこかに引っかかってないかどうか確認することが重要です。この糸がしっかりと引き上げられていないと，前壁の糸を結んだときに全体が緩んでしまうことになるからね。前壁の糸を結紮するときに，助手が鑷子で空腸壁を膵断端に寄せてくれると，糸から空腸壁が「逃げる」ことなく，腸管全体で膵臓を覆うことができるよ。

レジK　教科書にはない細かい工夫があるんですね。では，胆管空腸吻合はいかがですか？　胆管が細い場合，膵空腸吻合よりも難しいのではないかと思うこともありますが……。

部長　5-0 Maxon™を使って，まず両端に1針ずつ運針する。その後，後壁の中央に1針かけて，その両脇に3〜5針ずつかけるから，後壁の運針としては9〜13針になる。前壁は，胆管が細くなければ，両端にかけておいた糸を利用して連続縫合しているね。ただし，胆管壁が細く，薄い場合は，6-0 PDS®を用いて前壁も結節縫合にしたり，意識して胆管壁を多くとるように運針したりすることが重要だね。

レジI　運針の間隔は，胆管のどの場所でも一定でいいんですよね？「真ん中らへん」は両端に比べて「飛ばしてるなー」と感じるんですが。

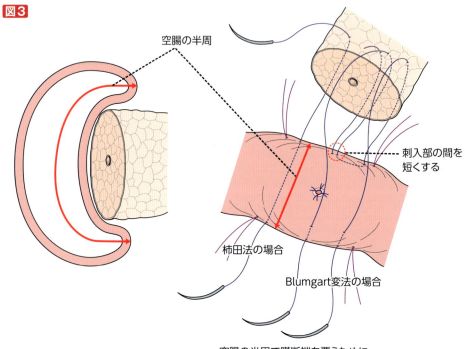

図3

空腸の半周

刺入部の間を短くする

柿田法の場合

Blumgart変法の場合

空腸の半周で膵断端を覆うために
4点支持で空腸を張る

152

9.「漏れにくい」膵管空腸吻合,「漏れない」胆管空腸吻合をするためには?

部長　それはいつも言ってることでしょ！「真ん中らへん」のピッチは広めでもいいけど,両端糸の近くは少し密に運針しなさい,と(図4)。実際,この「両脇」が一番リークの起こる場所なんだよ。

石ちゃん　本来円柱状のものに,真上から見たときに等間隔で運針するとどうなる？　円柱に戻したときに,両端近くの幅が前後ろ壁より広がることになるよね。門脈などの血管再建も同じ理屈ですよね(図5)。

部長　そう！

レジK　結紮点は小腸側,胆管側どちらに置くか,こだわりはありますか？

図4
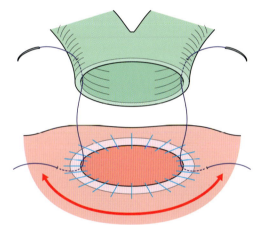
両端に向かうにつれてピッチを狭くする

図5
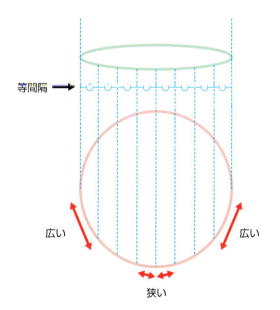

153

III 胆管切除・膵切除のQ&A

部長 結紮のときに変な力がかかると胆管が裂けてしまうから，ノットの位置はあまり気にしていないな．

石ちゃん 僕は「空腸側に結紮点を作って押し付けるように」って教わりました．でも，位置的に，普通に結紮すれば自然に空腸側に結紮点ができるんじゃないかな？

ようすけ 膵管，胆管の吻合部を結紮するときは，「ベスト」な力加減で結紮ができるように日頃から訓練しておくことが大事だよ．糸を切っても，もちろん緩んでもダメ！ PDS®やMaxon™を締め込むときに「伸びる」感覚を覚えておくこと，どのくらい力をかけたら切れるか，余った糸を使って確かめておくこと，が重要だよ．あと，胆管空腸吻合の後壁を結紮するときに，1助手が吻合部を見せるように上手に展開してくれると結紮しやすいね．
　ひと通りの吻合はこのような流れになるよ（ Video 48 Video 49 ）．

レジG 肝側の胆管断端のすぐ先に左右肝管の合流部があると，一穴だけど「ブタ鼻状」になってしまうことがありますよね．

部長 そういうときは胆管形成をするよ．まず合流部の両端に6-0 PDS®を1針ずつ運針して，その間をメッチェン剪刀で切る．できた間隙を3針程度で縫合すると胆管径が広がる（**図6**）．一穴でなく，胆管同士の間に結合織が介在して二穴になっている場合は，それぞれの胆管壁をしっかり空腸と吻合したほうがいい．

祐くん 僕は胆管同士を寄せるだけで，間をカットして形成はあまりしないよ．育った流派の違いかな．

図6

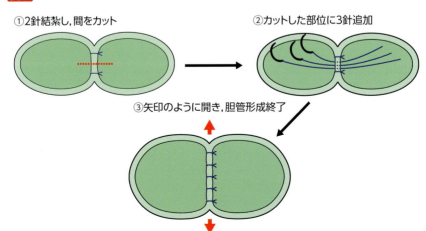

①2針結紮し，間をカット　　②カットした部位に3針追加
③矢印のように開き，胆管形成終了

9.「漏れにくい」膵管空腸吻合,「漏れない」胆管空腸吻合をするためには？

部長 胆管空腸吻合のリークは限りなくゼロにできると思うけど, 膵管空腸吻合はある程度の割合で膵液瘻が起きるから, 吻合の技術を上げることはもちろん, 効果的な位置にしっかりドレーンを留置してください。

膵管空腸吻合
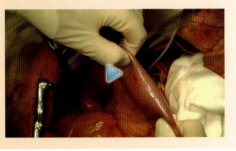

胆管空腸吻合
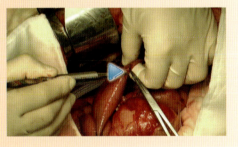

部長からの一言

- 膵管や胆管が薄いときほど「しっかり」運針し,「やさしく」結紮すること。

おさらいPoint!

- 膵管空腸吻合では膵実質を多めにとるように運針する。
- 胆管空腸吻合はピッチを意識しながら運針する。
- 糸を締め込む力加減を調整する。

155

Ⅲ　胆管切除・膵切除の Q&A

10. 左腎脱転の適応と方法は？

レジデントの悩み　膵体尾部癌に対し後腹膜一括郭清をする場合などに，当科では左腎脱転を行っています．正直，今まであまり見たことがありませんでした．というか，先生方は容易に左腎脱転を行っていますが，助手の視野からだとどうやって剥離しているのか，ほとんど見ることができません．ここで具体的な方法を解説してください．

ディスカッション

　石ちゃん　今回は，まずビデオを見てみましょう（Video 50）．

　部長　まず初めに，視野を確保するために小腸を創外に出して濡れタオルで包んでおくこと．次に，助手に鉗子で左傍結腸溝の腹膜を2点で把持してもらって，Monk's white line を切離する．術者の両手が入るくらいまで切離したら，Gerota 筋膜の背側と腹壁との間にある"しゃばしゃば"とした粗な層に入ることができるので，ここに両手を入れ，背側，腹側に力を加えると一気に鈍的剥離が進む．頭側では，脾臓の背側に入ってから外側，つまり患者左上の方向に剥離すると，脾横隔間膜が残るので，これを鋭的に切離し，食道が触れるくらいまで剥離を進めておく．最後に左腎の背側にタオルを充填して，完了！　この手技は，膵体尾部切除だけでなく，後腹膜腫瘍の切除などにも応用できるよ（図1）．

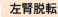
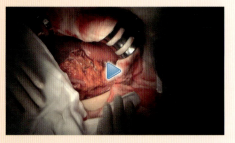

左腎脱転

10. 左腎脱転の適応と方法は？

レジK　……聞くと簡単そうですが，鈍的剥離の範囲が広いので，実際にやらないと理解できない部分が多そうですね．まず初めのステップで，下行結腸はどこまで剥離しますか？

部長　術者の両手が入ることが最低条件だけど，通常は自分の想定よりも少し尾側まで下行結腸は授動しておいたほうがいいことが多い．Gerota筋膜背側の層に入るまでは慎重に操作を行うけど，正しい層に入れば，その後はほぼ出血なく「ダーッと」鈍的に剥離を進めることができる．

レジG　剥離の内側の終点はどこでしょう？

ようすけ　通常，椎体を触れるまで剥離してるよ．

石ちゃん　実は頭側の終点も重要で，脾上極で脾横隔間膜を切離するラインを十分内側，つまり食道の方まで進めておかないと，期待したほど脾臓が腹側に上がってこないから気を付けて．

レジI　1回やらせてもらいましたが，「ダーッと」鈍的剥離をするときに，筋肉のような組織が指に引っかかりました．なぜですか？

ようすけ　最初の切離が不十分で，少し深い層に入ってしまったんじゃないかな？

レジG　僕は，授動の途中で脾臓が裂けてしまったことがありました．脾損傷を避けることがこの手技の目的の一つなのに……．

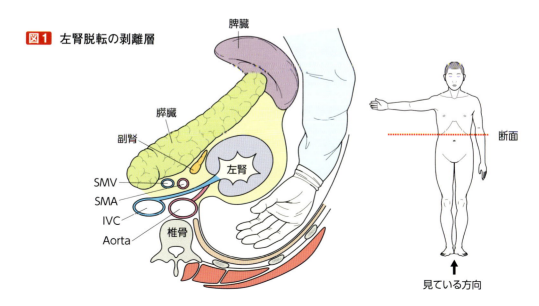

図1　左腎脱転の剥離層

157

Ⅲ 胆管切除・膵切除のQ&A

部長 本末転倒だね！ 消化器外科医としての基本だけど，脾臓下極に付着している大網をあらかじめ切離しておかないと，大網に引っ張られて脾臓が裂けることがありうるよ。あとは，切離や剥離が不十分な状態で無理に脾臓を授動しようとすると，脾横隔間膜の付着部で脾損傷することがある。

レジK 術後に，左腎脱転で剥離した腎背側のスペースに膿瘍ができた，という話を聞いたことがあるのですが……。

部長 少なくとも自分の症例ではそういうトラブルは経験したことないよ。

レジG 膵体部癌で後腹膜一括郭清をするときに，左腎脱転のタイミングはいつですか？

部長 実践的でいい質問だね！ 脾静脈を切って，SMAから腹腔動脈の周囲の郭清が終わった後で左腎脱転しているよ。そうすると，視野が全体的に浅く，フラットになるから，Gerota筋膜を切離して左腎静脈に到達し，左副腎を切除する深度で郭清する……という一連の操作がしやすくなる。逆に，SMA周囲神経叢郭清の前に左腎脱転してしまうと，膵体尾部がSMAに近づいてかえってやりにくくなってしまう（図2）。

SMA：上腸間膜動脈

石ちゃん では，ようすけ先生のビデオを見てみよう（Video 51）。

部長 よく撮れているから，ビデオで十分理解できるんじゃないかな。左腎脱転の良いところは，慣れれば誰でも5分程度で安全に行えて，その後の操作が格段にやりやすくなることだね。是非身に付けてほしいオススメの手技

図2 左腎脱転のタイミング

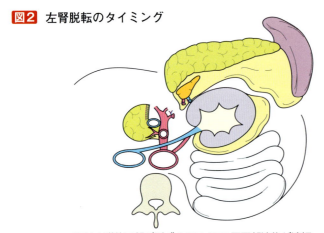

SMAと膵体尾部が近づくので，SMA周囲郭清後が適切。

10. 左腎脱転の適応と方法は？

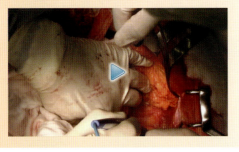

です。ただし，確かに「しゃばしゃば」の層を鈍的剥離するときの感覚や方向は経験しないとわからない面があるから，最初は「二人羽織」のようにしてスタッフと一緒に授動してみるとよいでしょう。

部長からの一言
● 左腎脱転は，自分の手で一度体験すればできる！

おさらいPoint！
● DPに左腎脱転は有効。
● 鈍的剥離の感覚を習得すること。

外科医とオペナース

石ちゃん: 手術室の真ん中で電メを握ってるのは僕たちだけど，言うまでもなく，外科医だけじゃ手術は回りません。麻酔科の先生，MEさん，器械出しと外回りの看護師さん，清掃の方……。いつも感謝してます！

ナースA: 少しシラジラシイですが……，ありがとうございます！

石ちゃん: 「患者さんを安全に手術室からお返しする」という大原則を旗印に毎日仲良く仕事をしているけど，たまには雰囲気が悪くなることも……正直あるよね？ お互い気持ちよく仕事して，安全に手術を終えるために，今日は手術室看護師の皆さんと意見交換する機会をセッティングしました。

ナースB: 普段怖くて言えないようなことでもお話ししていいんですか？

石ちゃん: 是非そういう話をお願いします！ では，まずは楽しい話から。明日の勤務表を見て，手術や術者によって「ラッキー！」って感じることがあると思うけど，それはどんなとき？ プライベートの人間関係は抜きでお願いしますね。

ナースB: 一番は，やっぱり「話しかけやすい」先生のときだと思います。私は肝胆膵に入るようになったばかりなので，手洗いの前に手順や器械の種類を予習していますが，実際の手術では予定どおりにいかない場面もあります。そういうときでも素早く対応したいと思っているのですが，話しかけにくい先生だと次に使う道具も確認できなくて，結局後手後手になってさらに雰囲気が悪くなる，という……。

ナースA: 手術中の雰囲気に気を遣って「すべらない話」を披露してくれる先生もいるけど，それよりも，出血や予想外のことが起きても冷静に指示を出してくれることのほうが大事だと思います。こっちも落ち着いて適切に対応できるし，結果的に手術が安全になるので。

外科医とオペナース

レジK

手術中のトークがつまらなくてもいいんですね，安心しました……。

レジI

ずっと疑問なんですけど，「手術が上手い先生」ってナースの立場からも見ていてわかるものですか？

ナースA

器用・不器用よりも，「テキパキしている」先生は上手いんだと感じます。「この場面は何をしたいんだな」っていうことがわかりやすくて，場面ごとに使う道具がいつも決まっている先生。そういう手術だと，何も言われなくても次の器械を準備できるし，後輩の指導もやりやすいので，評価高いですよ！

石ちゃん

じゃあ，少し聞くのが怖いけど，「明日の手術イヤだなー」って思うときは？

ナースB

さっきの逆になりますけど，コミュニケーションがとりづらい先生のとき，かな……。

ナースA

性格がキツくてもいいんです。むしろ厳しく指摘してくれたほうが私たちも勉強になります。でも，元々オーダーしていない道具を突然頼まれて，部屋になくて逆上されたり，針やガーゼのカウントが合わないことを伝えてるのになかなか対応してくれなかったりすると，器械出しも外回りも困ってしまいます。

レジG

多少怖くても，手術が早ければ許されるのかと思っていました……。

ナースA

確かに手術が早いと助かるけど，めちゃくちゃせっかちで人類の能力以上のスピードを要求する先生もいるし，やっぱりコミュニケーションが第一です。ただ，いつも手術時間を大きく延長する先生は，手術室全体の運営にとっては困り者ですよね。

石ちゃん

自分がどっちの評価をされているのか，あえて聞かないけど……，思い当たることは反省します。器械を手渡すときの技術的な点では何かありますか？

161

コラム 11

ナースB
持針器をひったくるように取ったり，針付きの道具をブン投げて返されたりすると，危ないですし，針も失くしやすいのでやめてほしいです。

石ちゃん
僕らは「電メ，電メ！」と，たぶん一番多く要求する道具だけど，「電気メスくらい自分で探したら？」と思わない？ 僕がナースだったら……。

ナースB
術野から一瞬でも目を逸らしてしまうと，どこを切るのかわからなくなってしまうこともあるんですよね？ 早く確実に電メを渡すのは基本中の基本だと1年生のときに習いましたよ！

ナースA
手術の流れと，術者の「手の形」を見て，何も言われなくても，「あれ，あれ！」とかクイズみたいな状況でも，自分たちで予想して「正解」を渡せるように，私たちは訓練してるんですよー。

石ちゃん
まさに「A・B・CのA」なんだね，失礼しました……。

レジI
今度は外科医の立場から看護師さんに反撃，じゃなくてコメントさせていただいていいですか？ コミュニケーション能力に定評のある僕でも，手術中にあまりに唐突な質問をされると，「この人わかってないなー」とイラついてしまうことがあります。例えば，まだまだ先の話なのに閉創の糸やドレーンの種類を繰り返し質問される，とか……。

レジG
絶対にここでは使わないでしょ！っていう器械を渡されることもありますよね。前の病院の話ですが，胆管空腸吻合だからいつでも吸収糸なのに，なぜか非吸収糸が出されていたことが判明して，後で吻合を全部やり直したことがありましたよ。

ナースA
私たちも，「なぜここでこれを使うのか」っていう理由を理解して，みんなで情報共有することが大事ですね……。そのために定期的に勉強会を開いているので，次は肝胆膵をテーマに是非講義をしてください！

外科医とオペナース

ナースB
逆に,「このナース,デキるな!」って感じるのはどんなときですか?

石ちゃん
んー,すごく具体的な例を挙げると,みんな普通は針を持針器に90°の角度でつけて渡すでしょ? でも場面によっては少し角度を変えたほうが運針しやすくて,外科医が自分で針を付け直したりするじゃない。そんなとき,器械出しさんによっては,何も言わなくても次の針を僕が持ち直したのと同じ角度で渡してくれるんだよね。まぁ,そのときは元どおり90°のほうが運針しやすかったりすることもあるんだけど……。

ナースB
「小さな親切,大きなお世話」っていうやつですか(涙)……?

ナースA
でも私だったら,術者に針の角度を変えられたら,「次はどうしますか?」って聞きますよ。だって,今度はどの角度が縫いやすいかわからないですからね。

石ちゃん
いやいや,確かに後半は話を「盛ってる」んだけど……。まぁ運針の場面に限らず,「いつも次の手順を考えてくれてるな」って感じることができれば,その日のメンバーみんなで一つの手術に取り組む「一体感」が生まれるし,その積み重ねが信頼につながるんだと思うんだ。

ナースA
「信頼感」と「コミュニケーション」,どっちが先かわからないけど,ミスが許されない職場だからこそ,お互いに大切にしたいですね。

石ちゃん
さすが,うまくまとめていただきました。これにて手術も,この本も終了です!

163

あとがき

　この書籍は，当科で月1回行っていたビデオ勉強会をまとめたものです。この会は術中にはなかなか聞けない手術の疑問を，手術ビデオを観ながら皆で勉強するというものであり，本文からも伝わるように，術中とはまた違った和気あいあいとした雰囲気でした。改めて手術を皆で見直すことで，スタッフの考える"手術のコツ"を共有できました。僕自身，手術書を読んで術式を理解しても，手術が思いどおりに進まず，苦労した経験があります。しかし，この会に参加して，それが知識不足ではなく，「剥離」「切離」「結紮」といった基本的な手術手技ができていないからだと痛感しました。今までは，手術手技は「目で盗む」べきだったのでしょうが，ことばで教えてもらうに越したことはありません。本書に書いてあるのは，僕ががん研肝胆膵外科で学んだ手術のコツのすべてです。これら基本手技を忠実に行うことで，どんな患者に対してもトラブルなく，ハイクオリティの手術ができると思います。

　読みやすくかつ持ち運びしやすいサイズなので，当直先や自宅のベッドの枕元，学会へ行く途中の暇な時間などに読んでいただければ幸いです。『がん研スタイル癌の標準手術 肝癌，膵癌・胆道癌』（メジカルビュー社刊）も併用していただければ，本書で説明が不足している部分も補ってくれると思います。

　最後に，作成にあたり，手術手技を惜しみなく教えてくださった部長含むスタッフの方々，アイデアを出し合って良い勉強会にしてくれたレジデントのみんな，書籍作成を根気よくサポートしていただいたメジカルビュー社の方々に感謝申し上げます。

がん研有明病院 消化器センター 肝胆膵外科 レジデント

渡邉 元己

索 引

い・う

胃十二指腸動脈	24, 49, 114, 119, 123, 137
糸送り	3
右胃動脈	119
ウィンスロー孔	49
右肝授動	27, 58
右肝静脈	62
右肝動脈	119
運針	10

え・お

英語論文作成のポイント	32
横隔膜	58
横行結腸間膜	93, 95, 107
オペナース	160

か・く

海外留学	69
外側区域切除	79
拡大右葉切除	10
下膵十二指腸動脈	40, 100, 107
下大静脈	11, 25, 41, 58, 67, 88
──靭帯	62
学会発表	17, 30, 43, 52
学会用抄録作成のポイント	19
肝硬変	65
肝十二指腸間膜	136
──郭清	140, 142
肝授動	59
肝静脈	5, 72
肝離断	64
空腸間膜	106, 108
空腸動脈	101

け・こ

外科医のトレーニング	97, 110
外科の日常診療	83
血管周囲の剥離	22
結紮	2, 74
減黄	17
剣状突起	77
後下膵十二指腸動脈	137, 141
後大網動静脈	101
固有肝動脈	22, 24, 114, 119

さ

左胃動脈	120
サイド攻撃	81
左肝動脈	119
左腎静脈	25
──の剥離層	157
左腎脱転	156

し

シェーマ	128
止血	37, 74
持針器	14
刺通結紮	10
脂肪肝	65
手術記事	128
出血コントロールの3原則	67
術中エコー	80
上腸間膜静脈	14, 37, 94, 100
上腸間膜動脈	25, 41, 88, 90, 100, 106, 108, 117, 123
静脈からの出血	37
抄録執筆の大原則	20
助走	81
神経叢	22

す

膵液瘻	126
膵管空腸吻合	150, 155
膵鉤部癌	115
膵後面リンパ節郭清	139
膵上縁	38
──リンパ節郭清	114, 121, 123, 125
膵体尾部癌	156
膵体尾部切除	47, 123
膵頭・SMA神経叢	100
膵頭十二指腸切除術	92
スライド作成のポイント	53

そ

総肝動脈	4, 24, 114, 119, 123, 143
総胆管浸潤のない胆嚢癌	141

た

第一空腸静脈‥‥‥‥‥‥‥‥‥‥‥‥‥ 102
第一空腸動脈‥‥‥‥‥‥‥‥‥‥‥‥‥ 101
大血管からの出血‥‥‥‥‥‥‥‥‥‥‥ 41
第二空腸動脈‥‥‥‥‥‥‥‥‥‥‥‥‥ 102
胆管癌‥‥‥‥‥‥‥‥‥‥‥‥‥‥‥‥ 50
胆管空腸吻合‥‥‥‥‥‥‥‥‥‥ 150, 155
短肝静脈‥‥‥‥‥‥‥‥‥‥‥‥‥ 11, 61
胆汁ドレナージ‥‥‥‥‥‥‥‥‥‥‥‥ 17
胆汁漏‥‥‥‥‥‥‥‥‥‥‥‥‥‥‥‥ 66

ち

中肝静脈‥‥‥‥‥‥‥‥‥‥‥‥‥‥‥ 62
　──からの出血‥‥‥‥‥‥‥‥‥‥‥ 39
中結腸静脈‥‥‥‥‥‥‥‥‥‥‥‥‥‥ 93
中左肝静脈周囲剥離法‥‥‥‥‥‥‥‥‥ 29

と

動脈からの出血‥‥‥‥‥‥‥‥‥‥‥‥ 40
動脈周囲神経叢‥‥‥‥‥‥‥‥‥‥‥‥ 24
動脈の首‥‥‥‥‥‥‥‥‥‥‥‥‥‥ 104
ドレーン留置‥‥‥‥‥‥‥‥‥‥‥‥‥ 47
ドレナージチューブ‥‥‥‥‥‥‥‥‥‥ 47
トロッカー配置‥‥‥‥‥‥‥‥‥‥‥‥ 76

は

背側膵動脈‥‥‥‥‥‥‥‥‥‥‥‥‥‥ 24
バイポーラー‥‥‥‥‥‥‥‥‥‥‥‥‥ 80
剥離‥‥‥‥‥‥‥‥‥‥‥‥‥‥‥‥‥ 22
パラシュート法‥‥‥‥‥‥‥‥‥‥‥‥ 13
針糸‥‥‥‥‥‥‥‥‥‥‥‥‥‥‥‥ 145

ひ

引き抜き損傷‥‥‥‥‥‥‥‥‥‥‥‥‥ 73
左胃動脈‥‥‥‥‥‥‥‥‥‥‥‥‥‥ 120
脾動脈‥‥‥‥‥‥‥‥‥‥‥‥‥ 119, 127

ふ

副肝管処理‥‥‥‥‥‥‥‥‥‥‥ 133, 134
腹腔鏡下S8部分切除術‥‥‥‥‥‥‥‥ 82
腹腔鏡下外側区域切除術‥‥‥‥‥‥‥‥ 80
腹腔鏡下肝切除‥‥‥‥‥‥‥‥‥‥‥‥ 76
腹腔動脈合併尾側膵切除術‥‥‥‥‥‥‥4
副腎‥‥‥‥‥‥‥‥‥‥‥‥‥‥‥‥‥ 60
　──静脈からの出血‥‥‥‥‥‥‥‥‥ 41

へ・ほ

ペアン破砕法‥‥‥‥‥‥‥‥‥‥‥‥‥ 66
閉塞性黄疸‥‥‥‥‥‥‥‥‥‥‥‥‥‥ 17
縫合止血‥‥‥‥‥‥‥‥‥‥‥‥‥‥‥ 61
傍大動脈リンパ節‥‥‥‥‥‥‥‥‥‥‥ 88

ま・み

前割り‥‥‥‥‥‥‥‥‥‥ 23, 100, 103, 106
幕内靭帯‥‥‥‥‥‥‥‥‥‥‥‥‥‥‥ 62
股裂き損傷‥‥‥‥‥‥‥‥‥‥‥‥‥‥ 72
右胃動脈‥‥‥‥‥‥‥‥‥‥‥‥‥‥ 119
右肝静脈‥‥‥‥‥‥‥‥‥‥‥‥‥‥‥ 62
右肝動脈‥‥‥‥‥‥‥‥‥‥‥‥‥‥ 119

も

門脈再建‥‥‥‥‥‥‥‥‥‥‥‥‥‥‥ 13
門脈塞栓術‥‥‥‥‥‥‥‥‥‥‥‥‥‥ 18
門脈剥離‥‥‥‥‥‥‥‥‥‥‥‥‥‥‥ 26
門脈尾状葉枝からの出血‥‥‥‥‥‥‥‥ 39

ら・り・れ・ろ

ラチェット‥‥‥‥‥‥‥‥‥‥‥‥‥‥ 14
両手送り‥‥‥‥‥‥‥‥‥‥‥‥‥‥‥‥7
連続縫合‥‥‥‥‥‥‥‥‥‥‥‥‥ 12, 15
論文作成‥‥‥‥‥‥‥‥‥‥‥‥‥‥‥ 30
論文投稿‥‥‥‥‥‥‥‥‥‥‥‥‥ 17, 43
　──のポイント‥‥‥‥‥‥‥‥‥‥‥ 45

INDEX

A·B·C

atrophy-hypertrophy complex ･･････････････････ 18
Bursectomy ･････････････････････････････････ 92
CHA (common hepatic artery)
　････････････････････････ 24, 114, 119, 123, 143
Clamp-crushing ････････････････････････････ 80
CROWNJUN® ･･･････････････････････････ 145
CUSA® ･･････････････････････････････････ 80

D

DP (distal pancreatectomy) ････････････････ 123
DP-CAR ･････････････････････････････････4
DPA (dorsal pancreatic artery) ･･･････････ 24

G·H

GDA (gastroduodenal artery)
　･･･････････････ 24, 49, 114, 119, 123, 137
Growth factor ････････････････････････ 14
Harmonic® ･･････････････････････････ 80

I·K

intraluminal法 ･････････････････････････ 13
IPDA (inferior pancreaticoduodenal artery)
　･････････････････････ 40, 100, 101, 107
IVC (inferior vena cava) ･･･ 11, 25, 41, 58, 67, 88
Kocher 授動 ･･････････････････････ 88, 138

L·M

LGA (left gastric artery) ･･･････････････ 120
LHA (left hepatic artery) ･･･････････････ 119
LigaSure™ ････････････････････････ 80
LRV (left renal vein) ･･･････････････････ 25
mesopancreas ･･････････････････････ 106

O·P

over and over法 ･････････････････････ 13
PD (pancreatoduodenectomy) ･･･ 92, 106, 114
PHA (proper hepatic artery) ･･･ 22, 24, 114, 119
Pringle法 ････････････････････････ 77, 80
PSPDA (posterior superior pancreaticoduodenal
　artery) ･･･････････････････ 137, 141

R

RGA (right gastric artery) ･･････････････ 119
RHA (right hepatic artery) ･･････････････ 119
RHV (right hepatic vein) 周囲剥離 ･･････････ 28

S

SMA (superior mesenteric artery)
　･････ 25, 41, 88, 90, 100, 106, 108, 117, 123
　　――分枝からの出血 ･･････････････････ 41
　　――根部 ･････････････････････ 138
　　――周囲郭清 ･･･････････････ 133, 134
SMD (systematic mesopancreas dissection) ･･･ 100
SMV (superior mesenteric vein) ･････････ 94, 100
　　――からの出血 ･･････････････ 26, 37
　　――周囲剥離 ･･････････････ 27
SpA (splenic artery) ･･････････････････ 119
superficial vein ･･････････････････ 75

T·V

Thunderbeat® ･･････････････････ 80
Treitz靭帯 ･･･････････････ 106, 109
V8 ･･････････････････ 75

その他

＃8aリンパ節からの出血 ･･･････････････ 38
＃13リンパ節 ･･････････････ 136, 141

がん研 肝胆膵外科ビデオワークショップ
ことばと動画で魅せる外科の基本・こだわりの手技

2018年7月20日　第1版第1刷発行

■監　修　齋浦明夫　さいうら　あきお

■編　集　石沢武彰　いしざわ　たけあき
　　　　　渡邉元己　わたなべ　げんき

■発行者　三澤　岳

■発行所　株式会社メジカルビュー社
　　　　　〒162-0845　東京都新宿区市谷本村町2-30
　　　　　電話　03 (5228) 2050 (代表)
　　　　　ホームページ　http://www.medicalview.co.jp/

　　　　　営業部　FAX 03 (5228) 2059
　　　　　　　　　E-mail　eigyo @ medicalview.co.jp

　　　　　編集部　FAX 03 (5228) 2062
　　　　　　　　　E-mail　ed @ medicalview.co.jp

■印刷所　シナノ印刷株式会社

ISBN978-4-7583-1533-3　C3047

©MEDICAL VIEW, 2018. Printed in Japan

・本書に掲載された著作物の複写・複製・転載・翻訳・データベースへの取り込みおよび送信 (送信可能化権を含む)・上映・譲渡に関する許諾権は,(株)メジカルビュー社が保有しています.
・ JCOPY 〈出版者著作権管理機構 委託出版物〉
本書の無断複製は著作権法上での例外を除き禁じられています. 複製される場合は, そのつど事前に, 出版者著作権管理機構 (電話 03-3513-6969, FAX 03-3513-6979, e-mail：info@jcopy. or.jp) の許諾を得てください.

・本書をコピー, スキャン, デジタルデータ化するなどの複製を無許諾で行う行為は, 著作権法上での限られた例外 (「私的使用のための複製」など) を除き禁じられています. 大学, 病院, 企業などにおいて, 研究活動, 診察を含み業務上使用する目的で上記の行為を行うことは私的使用には該当せず違法です. また私的使用のためであっても, 代行業者等の第三者に依頼して上記の行為を行うことは違法となります.

・本書のWeb動画サービスの利用は, 本書1冊について個人購入者1名に許諾されます. 購入者以外の方の利用はできません. また, 図書館・図書室などの複数の方の利用を前提とする場合には, 本書のWeb動画サービスの利用はできません.